U0343699

# 减糖 真相

决定版

糖質オフの
教科書

〔日〕牧田善二 —— 著

虞雪健 —— 译

Makita
Zenji

科学技术文献出版社
SCIENTIFIC AND TECHNICAL DOCUMENTATION PRESS
· 北京 ·

# 减糖有益于身体健康吗？

减少摄入糖质，可以远离肥胖和衰老！

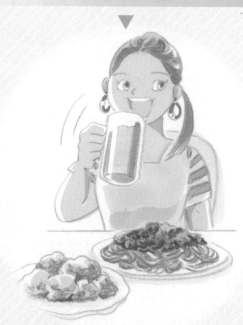

践行减糖饮食的人

30岁到40岁

没有践行减糖饮食的人

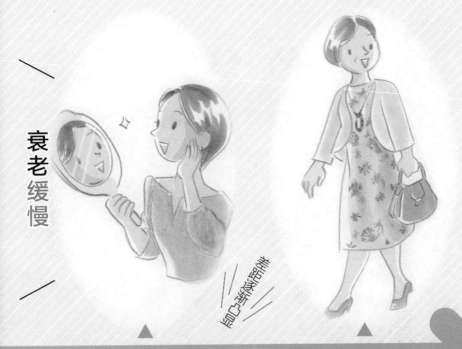

衰老缓慢

40岁到50岁　　50岁到60岁

差距逐渐凸显

差距明显拉大

加速老化

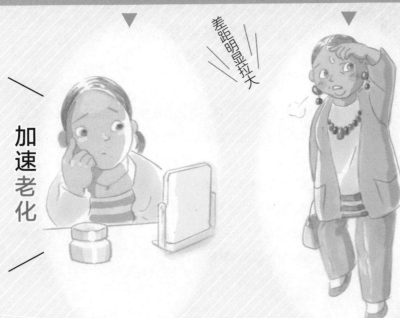

# 关于糖质，你了解多少？

## 知道了什么是糖质，你才会变得健康

　　健康检查没有问题，自己也比较注意健康，你可能就会想当然地认为"我很健康"。然而事实上，你的健康状况可能已经亮起了"黄灯"。好不容易做了自认为对身体好的事，却没有基于正确的糖质知识的话，那么很遗憾，你所做的事只会适得其反——非但不会对身体好，还会损害健康。接下来，让我们通过简单的Yes和No的测试，来确认一下自己的健康状况吧（对糖质的理解程度）！

## 糖质理解度调查

Q 1　考虑到营养均衡，保持三菜一汤、以米饭等作为主食的饮食习惯。

Q 2　保证一日三餐有规律。其他时间，即使饿了也忍耐！

Q 3　糖质对身体有害是吧？那啤酒当然要选择减糖的。

Q 4　肉类一般不吃半熟的，选择烤熟的。

Q 5　脂质会使人肥胖，所以尽量不摄入脂质。

Q 6　在健身房训练后饮用可以增肌的蛋白质饮料。

Q 7　因为减糖会掉肌肉，所以不想践行减糖饮食。

Q 8　午餐后十分困倦。

Q 9　为了减压而吃甜食。

Q 10　没有听说过"AGE"※。

※AGE：蛋白质和糖质同时加热后产生的物质，会加速细胞衰老，而糖质摄入过多会导致AGE增加。

### 诊断

**Yes**
**1个以下**
十分健康！

**Yes**
**2~3个**
稍微有点危险。了解一下本书倡导的减糖的健康效果吧！

**Yes**
**4个以上**
相当危险。请立刻行动，按照以下2页中的要点践行减糖饮食。

# 践行减糖生活的 4 个要点

不论是谁都可以轻松完成！

控制主食，增加配菜。
➡ 第 39 页（"不安 2"）

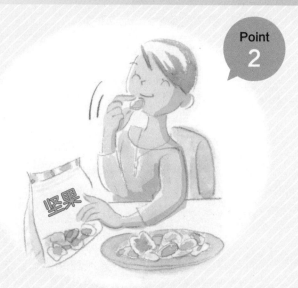

坚果

对过度饥饿说"No"。三餐间食用糖质较少的零食。
➡ 第 39 页（"不安 2"）

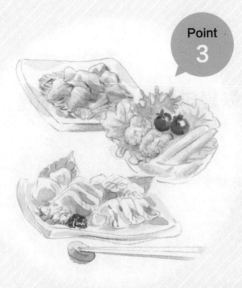

**Point 3**

肉类、鱼类、蔬菜生吃或低温加热后食用。➡ 第 140 页（"Q2"）

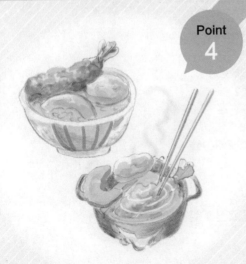

**Point 4**

避免大量产生 AGE 的高温烹煮。
➡ 第 120 页

如果摄入以下食物，效果会更好！

早餐、午餐、晚餐摄取糖质
比例 5：5：0
➡ 第 132 页

同时摄入糖质与脂质
➡ 第 130 页

醋和柠檬
➡ 第 122 页

饮葡萄酒
➡ 第 135 页

减糖的
**健康效果**

不会引起血糖
值尖峰

瘦身

恢复年
轻活力

section 2

第2章

# 人为什么会衰老？
## ~糖化加速衰老

<sup>section 3</sup>
第3章

# 减糖的健康功效
## ～限制糖质摄取，恢复年轻活力

section 4
第4章

# 践行减糖、减 AGE
## ~关于吃法与健康的新常识

section 5

**第5章** **减糖、减 AGE 的推荐食材**

# 重新认识健康的价值的时代

你为什么读书？

为了兴趣、为了博学、为了实用……每个人的目的不尽相同。

各个年龄层的人虽然都爱读书，但如今读书这件事似乎包含了某种迫切的愿望。

新型冠状病毒使我们的世界发生了翻天覆地的变化，很多人应该已经意识到，健康是任何东西都无法取代的宝贵财富。

这本书就像"教科书"一样，把你梦寐以求的健康所必需的饮食写得通俗易懂。

# 认真学习生物化学后认识到了减糖的重要性

我的专业是治疗糖尿病，相信大家都知道这种病存在可怕的并发症。之所以会有并发症，是因为摄取了过多的糖质后，体内产生了大量的AGE（晚期糖基化终末产物）。

40多年来，我一直在研究糖尿病并发症的治疗，并在世界上首次开发了AGE的测量方法。这一系列成果都发表在权威的科学和医学杂志上。

我的研究立足于"生物化学"这一学科。生物化学是研究食物在体内变化并发挥作用的过程的学问。例如，这门学科阐明了"饮食产生的葡萄糖如何创造能量"这一问题。

很多医生对罗列复杂的化学式敬而远之，而我却恰恰相反。我认为生物化学是人体不变的基本机制，离开这个机制去谈健康的生活方式和饮食方式是不成立的。

正因为如此，我选择了认真学习、潜心研究生物化学的道路。

也由此，我意识到了糖质对人体的危害。


## 从不知何故到可靠的知识

如今减糖有利于健康已然成为常识。

超市和便利店里陈列着琳琅满目的打着"减糖""零糖质"等旗号的商品。

想必大家都有过这样的经历——抱着"总觉得对身体有好处"的想法，尝试控制甜食摄入、晚餐不吃碳水化合物，开始践行减糖饮食。

确实，减少糖质摄取对身体大有裨益。

但是，倘若能从不知何故更进一步，正确理解糖质为何有害健康，岂不是更好？

我希望能让大家对糖质的认知水平从单纯的不知何故，提高到能知道一些有效、可靠的知识水平。这也是我着手编写这本"教科书"的初衷。

减糖意识已然渗透到我们的日常生活中，我们需要一本书，从"何谓糖质"到"减糖有何种健康效果"，系统地、全方位地阐释减糖饮食。


## 减糖的真正价值

只要践行减糖饮食，谁都能立竿见影地瘦下来。这也是"减糖＝减肥"这一想法深入人心的缘故。

然而事实上，减肥绝不是减糖的唯一好处。

摄取过多糖质会导致血糖值发生剧烈波动，引起"血糖值尖峰"。血糖值尖峰频繁出现，除了会让血管受到极大损伤外，还会对精神造成不良影响，最终导致身心健康水平明显下降。而我们通过减糖，可以有效防止血糖值尖峰。

减糖的另一大好处是能提高免疫力。摄取了过多的糖质后，人体会产生大量内脏脂肪，导致身体内部开始"发胖"。

内脏脂肪增加后，人体会产生慢性炎症，免疫力也会因此不断下降。

免疫力低的人容易患上癌症、急性心肌梗死、脑卒中、阿尔茨海默病等各种疾病，感染冠状病毒等新疾病的风险也会增加。

只要适当控制糖质摄入，你会立刻发现自己开始变瘦，同时看不见的身体内部也会发生巨大变化，如：

血糖值尖峰不再发生；

慢性炎症被治愈、降低的免疫力开始重整旗鼓。

## 控制好糖质，你就会变健康

"糖质有害"虽是事实，但也不必过于担忧。因为只要和糖质相处得当，每个人都能获得健康。

糖质会导致各种身体疾病。因此，只要适当控制好糖质的摄入，你的健康状态就能得到改善。

请大家在掌握了本书所讲的糖质的相关知识后，自信地去减糖吧！

相信你一定可以获得健康这笔巨大的"财富"！

医学博士 牧田善二

# 健康、瘦身、恢复年轻活力所必需的是什么？

第 1 章

section 1

# 糖质指的是甜的东西吗？

## → 虽然有"糖"字，但不一定都甜

糖质是饮食中含有的营养素之一。所谓营养素，是指符合以下任一项条件的物质。

①成为身体能量来源。

②构成肌肉、血液、骨骼等。

③可以调整身体状态。

营养素是建立健康体魄、维持健康活动所必需的物质，糖质、蛋白质（第40页）、脂质（第50页）被称为"三大营养素"，加上维生素、矿物质（第54页）则被称为"五大营养素"。

糖质指的是除去膳食纤维后的碳水化合物。因此，糖质有时也被称为碳水化合物。三大营养素之一的糖质本应是身体必需的有益物质，但为何现在市场上冒出了这么多减糖、零糖的食品呢？

### ◆ 明确糖质的作用

随着糖质对身体的作用不断被人们所认知，它也逐渐被视为麻烦的存在。显而易见，糖质对身体造成的最大问题之一便是肥胖。

而肥胖又是导致各种疾病的最大原因（第26页）。不仅如此，糖质摄取过多还会导致体内产生引起老化的物质——AGE（第64页）。此外，糖质具有成瘾性这一点（第34页）也是问题之一。

### ◆ 哪些东西里含有糖质？

大家都知道，甜食和碳水化合物（米饭和面包等主食）中含有大量糖质。但实际上，蔬菜和水果中也含有大量糖质。

## 糖质的主要作用和过剩与不足的影响

| | 主要作用 | 过度摄取 | 摄取不足 |
|---|---|---|---|
| 糖质 | 大脑和肌肉的能量来源 | 转化为甘油三酯，引起肥胖和疾病 | 过于瘦弱 |

## 很多食物中都含有糖质

| 主食 | 米制品（米饭、年糕）、小麦制品（面包、面条）等 | |
|---|---|---|
| 蔬菜、豆类、薯类 | 南瓜、莲藕、红豆、红薯等 | |
| 水果 | 香蕉、西瓜、橘子等 | |
| 奶制品 | 牛奶、酸奶等 | 富含糖质的食物 |
| 点心 | 西点、日式点心、小吃等 | |
| 酒 | 啤酒、日本酒等 | |
| 饮料 | 罐装咖啡、蔬菜汁、瓶装饮料等 | |

从主食到点心，各类食品中都含有糖质。
我们在每天的饮食中无意识地摄入了这些糖质。

### Dr. 牧田的小贴士

对于像点心这种能让人充分感受到甜味的东西，我们只要不吃就可以了。但是糖质并不一定都是甜的，所有的食品中都含有糖质。所以，到底什么样的食物中糖质含量较多呢？糖质摄入过多又会对健康造成什么样的危害呢？如果不正确理解这些问题的话，糖质便会在不知不觉中侵蚀你的健康。

# 2 糖质与糖类的区别是什么?

## → 糖类是糖质的一部分

按五大营养素分类,不属于蛋白质、脂质、维生素、矿物质的物质是碳水化合物(糖质)。

碳水化合物由膳食纤维和糖质组成。米饭、面包、面条等碳水化合物除去膳食纤维后剩下的就是糖质。

那么,如果仔细留意减糖啤酒、减糖零食等充斥着市场的与减糖相关的食品,就会发现减糖分为减糖质和减糖类两种。

◆ 了解一下糖质和糖类吧!

糖质的分类大体如下:

● **糖类**

糖类分为单糖和双糖。单糖包括葡萄糖、果糖等。双糖包括蔗糖、乳糖等。顺便说一下,砂糖的主要成分是蔗糖。

● **低聚糖**

2~10个单糖连接而成的糖。

● **多糖**

至少超过10个单糖相连的糖,常见的有淀粉、透明质酸等。

● **糖醇**

糖类添加氢后制成的人工甜味剂,如木糖醇、淀粉糖浆。它的特点是很难被肠道吸收。

糖类是糖质中的一种,糖质是糖类、低聚糖、多糖、糖醇的总和。

# 糖质与糖类

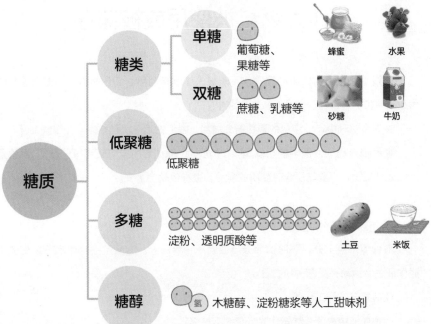

- 糖类
  - 单糖 —— 葡萄糖、果糖等 —— 蜂蜜、水果
  - 双糖 —— 蔗糖、乳糖等 —— 砂糖、牛奶
- 低聚糖 —— 低聚糖
- 多糖 —— 淀粉、透明质酸等 —— 土豆、米饭
- 糖醇 —— 木糖醇、淀粉糖浆等人工甜味剂

"零糖质"指的是不含糖类、低聚糖、多糖、糖醇。"零糖类"则含有糖类以外的糖质。

## Dr. 牧田的小贴士

即使标示了"0"，也并不意味着糖质或糖类完全为零。因为根据食品标签相关法规规定，如果每100 g食品（饮料为每100 mL）中糖质或糖类含量小于0.5 g，则可以标记为"**零糖质**"或"**零糖类**"。"OFF"显示也有如下规则。

**糖质OFF** → 没有明确的标准，如果与同类食品相比有所减少，就可以标识"糖质 OFF 0"。

**糖类OFF** → 如果每100 g食物的糖类含量不超过5 g，每100 mL饮料的糖类含量不超过2.5 g，则可标识"OFF"。

选择"糖质OFF 0"的商品时，不要看数字"0"，而要检查包装和贴纸上记录的营养成分表中的含糖量。

# 3

# 人体摄入糖质会发生什么变化?
## → 作为燃料被使用或被储存

通过食物进入人体内的糖质,不能被人体直接利用。它会在胃和肠道里被分解为更小单位的葡萄糖,然后释放到血液中。

在这个过程中,血液中的葡萄糖会增加,我们把这一状态称作"血糖值上升"。

血糖值是指"血液中的含糖量",单位是"mg/dL"或"毫克每分升"。不管是点心还是饭团,只要吃了含有糖质的食品,血糖值就会上升。

### ◆ 糖质成为身体的燃料

血糖值一旦上升,胰脏便会分泌激素——胰岛素。激素是在身体状况发生变化时保证生命活动不受影响的物质。

胰岛素是这样工作的:

□把血液中的葡萄糖转化为全身细胞的燃料。

□将葡萄糖储存于肝脏、肌肉和脂肪中。

在胰岛素的作用下,血液中的葡萄糖会减少。我们把葡萄糖减少的状态称为"血糖值下降"。当然,大脑和身体也会消耗糖,帮助血糖值下降。

### ◆ 多余的糖会变为脂肪,导致肥胖

葡萄糖虽然会作为燃料在肝脏和肌肉中以糖原的形式被储存,但其储存量是有一定限度的。

葡萄糖含量过多的话,肝脏和肌肉无法储存的葡萄糖就会变成脂肪储存起来,这就是发胖的原因。

如果继续摄取大量糖质,过剩的葡萄糖就会直接作为脂肪储存起来,人就会不断发胖。

# 糖质在体内被处理的过程

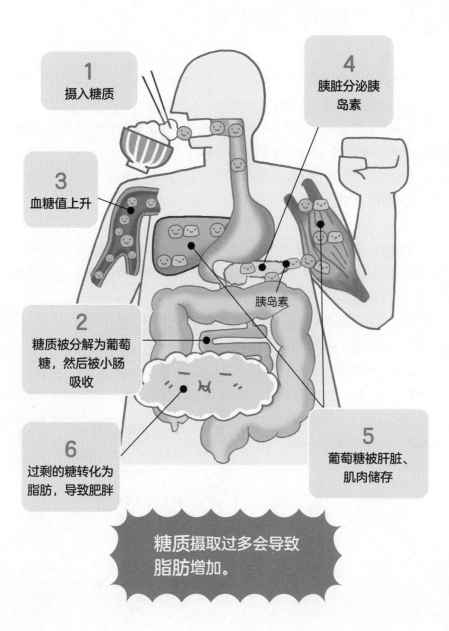

**1**
摄入糖质

**4**
胰脏分泌胰岛素

**3**
血糖值上升

胰岛素

**2**
糖质被分解为葡萄糖，然后被小肠吸收

**6**
过剩的糖转化为脂肪，导致肥胖

**5**
葡萄糖被肝脏、肌肉储存

糖质摄取过多会导致脂肪增加。

# 4 糖质引起的肥胖会导致什么问题?
## → 疾病风险上升

过多摄入的糖质虽然会变成脂肪，但脂肪是身体必需的，本身对身体无害，脂肪太多才会成为值得关注的问题。

脂肪除了是保护身体不受寒暑影响的"隔热材料"、缓和外界冲击的"缓冲材料"，还能起到固定内脏器官位置的作用。

但如果脂肪过多，堆积在肝脏的话，就会形成脂肪肝；堆积在皮下组织的话，就会导致肥胖。此外，脂肪过多还会引起下页所示的多种疾病。

### ◆ "牧田式" BMI 更为宽松一些

我们通过体重可以明确地知道脂肪的增减。因此，管理健康的第一步就是管理体重。保持适当的BMI可以预防因肥胖引起的疾病。

我们在下一页列出了日本肥胖学会的BMI判断标准。不过，国立癌症研究中心等研究机构的研究表明，BMI数值在30以上才会导致死亡率增加。根据这个结果，我们设定了"牧田式BMI标准（按年龄）"。

### Dr. 牧田的小贴士

我们从糖尿病专家的角度，根据不同年龄设定了如下BMI目标值。为保持相应的目标值，我们在摄取糖质时可参考以下说明。

#### ● 牧田式 BMI 标准（按年龄）

| BMI 目标值 | 糖质摄取说明 |
| --- | --- |
| **44岁以下**<br>男性22左右<br>女性20左右 | 这是容易摄取大量糖质的年龄段，因此在日常生活中要注意限制糖质的摄取量。 |
| **45～64岁**<br>男性22～30<br>女性20～25 | 不养成限制糖质摄取量的习惯也OK，但如果BMI超过目标值就要限制摄取量。 |
| **65岁以上**<br>男女均应低于30 | 如果BMI超过目标值，或快要超过目标值，就要限制糖质摄取量。 |

## 肥胖引起的主要疾病

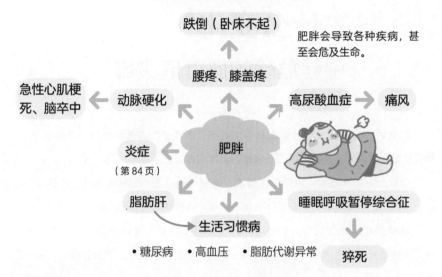

跌倒（卧床不起）

肥胖会导致各种疾病，甚至会危及生命。

急性心肌梗死、脑卒中 ← 动脉硬化

腰疼、膝盖疼

高尿酸血症 → 痛风

炎症
（第 84 页）

肥胖

脂肪肝

生活习惯病

睡眠呼吸暂停综合征

• 糖尿病　• 高血压　• 脂肪代谢异常

猝死

## 肥胖的BMI目标值

$$BMI = 体重\,kg \div (身高\,m)^2$$

（身高不以 cm，而以 m 来计算）

| 日本肥胖学会的判断标准 | BMI 值 | | 判定 |
|---|---|---|---|
| | 18.5 以下 | → | 偏瘦体重 |
| | 18.5 ~ 25 | → | 正常体重 |
| | 25 ~ 30 | → | 肥胖（1 度） |
| | 30 ~ 35 | → | 肥胖（2 度） |
| | 35 ~ 40 | → | 肥胖（3 度） |
| | 40 以上 | → | 肥胖（4 度） |

虽然 BMI 的计算公式世界通用，但不同国家对肥胖的判断标准不尽相同。

# 5 过度摄取糖质后血糖值会发生什么变化？

## → 引起危险的血糖值尖峰

饮食后，葡萄糖会释放到血液中，但如果血液中的葡萄糖过量（高血糖状态）则会损害血管内部，还会加剧动脉硬化，引发高血压。

人体分泌的胰岛素可以降低血糖值，抑制这种危害，但倘若胰岛素的量减少或者分泌迟缓，血糖值就会一直保持很高的状态。这种状态就是糖尿病。

持续摄取含糖质较多的食物时，为了处理葡萄糖，身体就必须分泌大量胰岛素。不停地分泌胰岛素会导致胰脏过劳，最终不再分泌胰岛素，那么血糖值就会一直上升。

早期糖尿病必须注意血糖值尖峰。

血糖值尖峰是指血糖值急速上升又急速下降的过程。

从饮食中摄取了大量糖质后，血糖值会急剧上升。胰脏为了降低血糖值而快速分泌大量胰岛素后，血糖值会急剧下降，人体进入低血糖状态。

◆ 血糖值保持缓慢的变化是比较理想的

血糖值缓慢上升、缓慢下降是最为理想的。健康的人摄入适量的糖质时，血糖值不会急剧上升。

在血糖值的波动中，"缓慢"非常重要。血糖值大幅波动会导致血管严重受损。

# 血糖值尖峰时血糖值的变化图

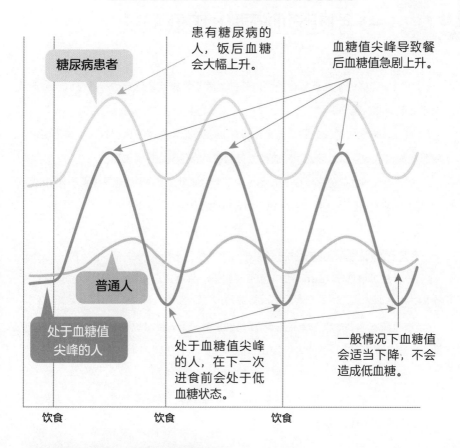

处于血糖值尖峰的人平时血糖值是正常的，但
饭后短时间内血糖值会急剧上升和下降。

## Dr. 牧田的小贴士

血糖值剧烈波动时画出的曲线是酷似尖峰一样
的锐角，因此得名"血糖值尖峰"。

# 持续血糖值尖峰会引发什么？
## → 引起动脉硬化和低血糖

　　血糖值尖峰的不断反复会损伤血管。血管不健康就会导致动脉硬化，还会导致急性心肌梗死、脑卒中。

　　另外，降低血糖值的胰岛素分泌过多也会对身体造成不良影响，增加患阿尔茨海默病和癌症的风险。因此，将血糖值控制在适当范围内极为重要。

　　尽管空腹时血糖值保持在99 mg/dL以下最为理想，但也要注意不能低于70 mg/dL。

　　进入低血糖区后，身体会出现各种各样的症状。

### ◆ 不安和焦躁等精神方面的影响

　　一旦血糖值低于70 mg/dL，除了会困倦、头痛、恶心等，还会出现没有干劲、焦躁不安等状态。

　　当血糖水平进一步下降并低于50 mg/dL时，身体会出现明显变化，如心悸、头晕、颤抖、血压升高、脉搏和呼吸加快等。

　　当降到30 mg/dL以下时，你可能会失去知觉或抽搐。

　　血糖值尖峰不断反复，胰岛素就不能正常分泌，胰岛素分泌过剩时，血糖值就会下降到不该出现的低值。

　　这种状态被称为"反应性低血糖症"。除了心悸、胸闷、出冷汗，还会出现不安、焦躁、注意力不集中等症状。

　　我曾经甚至见过因为精神方面的症状过于强烈而去精神科或心理内科就诊，被误诊为抑郁症或自主神经失调症的案例。

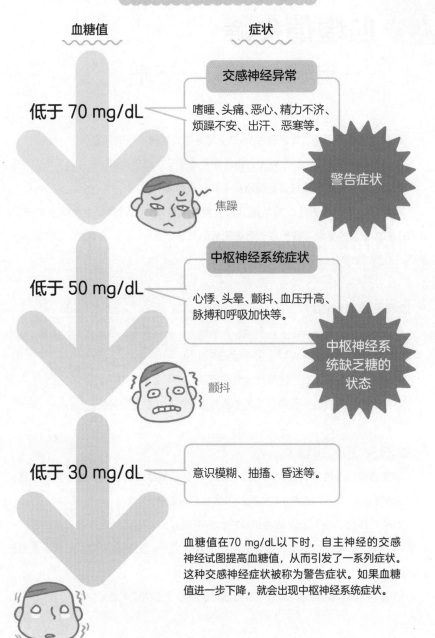

# 低血糖引发的主要症状

血糖值　　　　　　　　　症状

**低于 70 mg/dL**

交感神经异常

嗜睡、头痛、恶心、精力不济、烦躁不安、出汗、恶寒等。

焦躁

警告症状

**低于 50 mg/dL**

中枢神经系统症状

心悸、头晕、颤抖、血压升高、脉搏和呼吸加快等。

颤抖

中枢神经系统缺乏糖的状态

**低于 30 mg/dL**

意识模糊、抽搐、昏迷等。

血糖值在70 mg/dL以下时，自主神经的交感神经试图提高血糖值，从而引发了一系列症状。这种交感神经症状被称为警告症状。如果血糖值进一步下降，就会出现中枢神经系统症状。

# 我想知道自己是否出现了血糖值尖峰

## → 用测试来确认一下吧

血糖值尖峰可以通过测量餐后1~2小时身体的血糖水平来判定。

如果血糖值在140 mg/dL以上，则表明你正处于血糖值尖峰。

然而一般家庭要测量餐后血糖值并不是一件易事。

实际上，不仅是饭后，哪怕是日常血糖值的变动，包括睡眠中血糖值的变动、几天内的血糖值的变动，我们也有精确测量的方法（第56页）。在这里，我先介绍一种简单的测试方法。

### ◆ 血糖值是健康指数

最近体重秤的功能变多了，不单单能测体重，连体脂率、基础代谢、体重、BMI（第26页）、骨骼肌率等都可以在家中轻松测出。

另外，也有很多人喜欢使用家用血压计。

与健康相关的数值有很多，而其中最为重要的一项便是血糖值。

### ◆ 体检看不出血糖值尖峰

即使血糖值与健康有莫大的关系，但觉得自己身体健康的人，是不会那么频繁地测定血糖值的，最多也就一年体检的时候测一次血糖吧。

但是，体检是在前一天晚上禁食的状态下进行的，因此测出来的只是空腹时的血糖值。这样一来，就无法判断餐后血糖值是否会急剧上升和下降，也就是血糖值尖峰。

通过下页的检查测试，确认一下自己是否出现了血糖值尖峰吧。

# 血糖值尖峰检查测试

你的情况符合
下列问题中的
哪几项呢?

□ 不吃早餐。

□ 用餐不超过 10 分钟(吃得快)。

□ 饮食以碳水化合物为主。

□ 喜欢甜食。

□ 有时不吃饭,或者吃饭时间不规律。

□ 饭后懒得活动身体。

□ 饭后 2 小时内,昏昏欲睡或强烈困倦。

□ 减肥→有 2 次以上反弹经验。

□ 睡眠时间在 6 小时以内。

□ 即使睡了也缓解不了疲劳。

□ 没有运动习惯。

## 我中了……

**2 个以下** 血糖值尖峰的风险极低。只要注意不摄入过多糖质就可以了。

**3 ~ 6 个** 可能会引起血糖值尖峰。请掌握正确的控制糖质摄取的知识,积极改善生活。

**7 个以上** 经常引起血糖值尖峰。你必须下定决心改变包括饮食、运动习惯在内的生活习惯。

# 即使知道了糖质的危害还是欲罢不能?

## → 这是因为糖质有成瘾性

欲望被满足时，人会觉得非常幸福。这是因为大脑释放了一种脑内麻醉物质——多巴胺。

多巴胺是神经递质（传递信息的激素）之一，它会给大脑带来强烈的幸福感，也就是快感。大脑完全被这种快感所吸引，为了追求快感而多次采取相同的行动。

兴奋剂等非法药物正是巧妙地利用了大脑的这一机制。摄入非法药物后，脑内会释放大量的多巴胺，人被强烈的快感包围着，沉溺于这种快感，又会继续摄入，如此反复，不知不觉间就成瘾了。

其实我们身边也有和非法药物一样会导致成瘾症状的物质。

它不受法律限制，连孩子都能轻易获取并食用，具有危害健康的成瘾性。这种近在眼前的成瘾物质，就是糖质。

当你摄入糖质时，你的大脑会产生类似于摄入非法药物时的反应，也就是释放大量多巴胺，你会感到强烈的快感。

### ◆ 不大量摄取就不满足

成瘾症状的可怕之处在于摄取量的不断增加。因为大脑习惯了成瘾物质的刺激，为了获得快感就需要大量摄取。这意味着你的健康存在被加速侵蚀的风险。

喝咖啡放的糖越来越多。过去当零食吃的饼干吃一片就满足了，慢慢地发现要吃大半袋，现在直接吃完一袋都变得理所当然……如果你有类似情况，那就意味着你可能已经糖质成瘾了。

一摄入糖质就停不下来，并不是因为好吃或累了想补充糖质，而是因为你对糖质上瘾了。

◆ 因为戒断症状想要更多的糖质

虽然多巴胺能带来快感，但过了一段时间后效果就会消失。在这之后，不安和焦躁等与之前的快感完全不同的不快心情会增加，这就是戒断症状。血糖下降后，为了平息戒断症状，除了进一步摄取糖质以外，别无他法。

如此这般，糖质的摄取量不断增加，摄取的间隔时间不断缩短，人就会渐渐沉溺其中，成为糖质瘾君子。

糖质成瘾后，人会一直渴望糖质。摄取糖质的间隔时间一过，人就会出现困倦、头痛、注意力不集中等不愉快和令人不安的症状（低血糖症状）。

再次摄取糖质后，又体会到多巴胺带来的快感，但效果消失后又会出现不愉快的症状，而为了摆脱这种症状再一次疯狂地摄取糖质……这样下去，糖质成瘾会变得越来越严重。

## 过度摄取糖质会导致成瘾

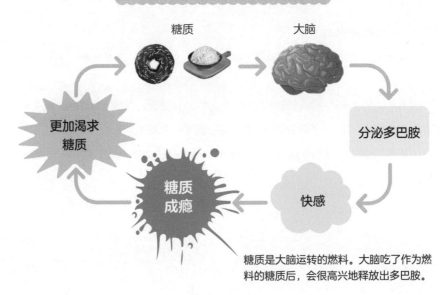

糖质是大脑运转的燃料。大脑吃了作为燃料的糖质后，会很高兴地释放出多巴胺。

# 过度摄取糖质导致肥胖后很难瘦下来？

## → 瘦素变得难以奏效了

有一种能抑制食欲的激素，叫瘦素。瘦素能防止人暴饮暴食，也被称为瘦激素。

### ◆ 饭后不久分泌，抑制食欲

瘦素是由脂肪分泌的激素，具有刺激饱腹中枢、稳定食欲的作用。

瘦素的作用是防止身体发胖。

人在进食20~30分钟时，脂肪会分泌瘦素，大脑就会判断已经吃饱了。所谓"吃得快会胖"，是因为在瘦素分泌、让人感觉到饱腹之前，你已经吃了很多。

另外，瘦素也有活跃交感神经的作用。当交感神经起作用时，能量被消耗，脂肪就会更容易燃烧。

### ◆ 越胖越不容易瘦下来

瘦素是由脂肪分泌的，那么胖子会分泌更多的瘦素吗？遗憾的是，事情并没有你想象的那么好。如果你胖了，瘦素的分泌量反而会减少。

另外，为了激活瘦素，捕捉瘦素的"受体"（接受激素等传达给细胞的物质）必须真正地发挥作用，而肥胖会导致瘦素受体不能很好地发挥作用。

摄取过多糖分导致脂肪增加后，瘦素抑制食欲的功能也会下降，人只会越来越胖。

# 越胖，瘦素就越不起作用

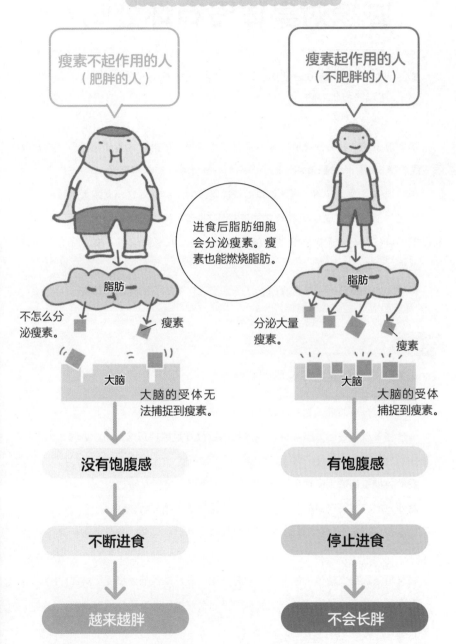

瘦素不起作用的人
（肥胖的人）

瘦素起作用的人
（不肥胖的人）

进食后脂肪细胞会分泌瘦素。瘦素也能燃烧脂肪。

脂肪

不怎么分泌瘦素。

瘦素

脂肪

分泌大量瘦素。

瘦素

大脑

大脑的受体无法捕捉到瘦素。

大脑

大脑的受体捕捉到瘦素。

没有饱腹感

有饱腹感

不断进食

停止进食

越来越胖

不会长胖

# 减糖对身体没有坏处吗？

致"听说减糖是最强的减肥法，但是因为简单有效反而感觉不安"的人们：

摄取过多糖质会导致肥胖，肥胖又会引发疾病。另外，大量摄取糖质会导致糖质成瘾（第34页），血糖值的波动还会影响心理健康，有百害而无一利。

但糖质本身没有好坏，摄入适量的糖质是不会发胖的，这一点请大家放心。

参考注明糖质摄取目标值的"牧田式BMI标准（按年龄）"（第26页），以控制体重为目标，在这个范围内调整糖质的摄取量，就能达到瘦下来、降低生病风险、心情安定等健康效果。

即便如此，在践行减糖饮食时，还是会有人产生以下的疑问和不安。

**不安1**

## 限制糖质摄取量会不会导致低血糖？

糖质会被分解为葡萄糖，而葡萄糖是全身细胞的重要燃料。

葡萄糖量减少会导致低血糖，身体就不能很好地维持正常活动。这时，为了提高血糖值，激素便会登场，保证血糖值不至于过低。

提高血糖值的激素有很多（第90页），不用担心会低血糖。

此外，储存在肝脏中的糖原也可以用来避免低血糖（第98页）。

但是，如果已经糖质成瘾，养成了摄取大量糖分的习惯，患低血糖的风险就会增加。

如果每天饭后血糖值不断上升，就有可能引发反应性低血糖症（第30页）。

而通过减糖来停止糖质的过度摄取则可以有效地抑制反应性低血糖症。

**不安 2**

## 减糖不会觉得饿吗？

减糖可以轻松瘦身。请试着从今天开始，将晚餐中的主食去掉吧。有的人可能第二天体重就会减轻。

有人会问，这么简单就能瘦下来，不会有什么问题吧？不会有强烈的饥饿感吗？

我的回答是：虽然要减少糖质的摄入，但多吃鱼肉蔬菜是可以的。

如果你觉得饿了，吃点含糖质较少的坚果、高可可含量的巧克力（第187页）等零食也是可以的。

减糖的方式简单又效果出众，最重要的是不需要忍受饥饿，这正是减糖瘦身的魅力所在。

不过，这并不是说只要不摄入糖质，胡吃海喝也没关系。最新研究结果发现，七分饱比八分饱更有益于健康（第138页）。

**不安 3**

## 这么容易瘦下来，是不是也很容易反弹？

减糖瘦身并不会轻易反弹。导致反弹的因素是过度忍耐。

比如平时每餐吃两碗米饭，一下子停掉，体重当然会减轻。但突然改掉长期的饮食习惯，会让人产生很大的压力。

如果采取极端的减糖策略，是很难保持长久的。即使努力达到了目标体重，也会因为一直以来的忍耐达到极点，继而开始暴饮暴食，过度摄取糖质，最终导致反弹。

# 什么是"蛋白质"？
## → 构成身体所有部件的材料

蛋白质与糖质（碳水化合物）、脂质并称三大营养素，在肉、鱼、贝类、蛋、大豆制品、乳制品等食物中含量较多。人体的60 %左右是水分，蛋白质紧随其后，其比例约20 %。

### ◆ 人体是由蛋白质构成的

人体中之所以存在如此丰富的蛋白质，是因为蛋白质是"组成身体的材料"。头发、指甲、皮肤、骨骼、内脏、肌肉、血液、激素、酵素等都是由蛋白质构成的。

蛋白质存在于你身体的每一个角落。

顺便说一下，酵素是促进消化、吸收、代谢等体内化学反应的物质，酵素中也有能分解糖质的酶。

### ◆ 蛋白质是氨基酸的集合体

蛋白质是由20种氨基酸连接而成的。氨基酸是蛋白质的基础，是构成蛋白质的物质。

少了20种氨基酸中的任意一种，都不能制造蛋白质。

在20种氨基酸中，能在人体内合成的11种被称为"非必需氨基酸"，不能合成的9种被称为"必需氨基酸"。必需氨基酸必须从食物中摄取。

20种氨基酸以不同的数量连接在一起，形成了人类身体中存在的约10万种蛋白质。

# 蛋白质的主要作用和过剩与不足的影响

| | 主要作用 | 过度摄取 | 摄取不足 |
|---|---|---|---|
| 蛋白质 | 构成人体的材料 | 排出体外 | 皮肤问题、头发问题、肌肉量减少 |

富含蛋白质的食品

**鱼、低脂肉类、蛋、乳制品、豆类等**

## 身体的约20％是蛋白质

蛋白质不仅是头发、指甲、皮肤、骨骼、内脏、肌肉的构成材料，还是血液、激素和酶的构成材料。

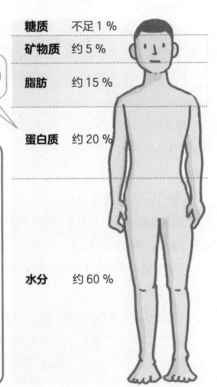

| 糖质 | 不足1％ |
|---|---|
| 矿物质 | 约5％ |
| 脂肪 | 约15％ |
| 蛋白质 | 约20％ |
| 水分 | 约60％ |

### 构成蛋白质的氨基酸

#### 非必需氨基酸（11种）

●人体可合成

精氨酸、甘氨酸、丙氨酸、丝氨酸、酪氨酸、半胱氨酸、天冬酰胺、谷氨酰胺、脯氨酸、天冬氨酸和谷氨酸

#### 必需氨基酸（9种）

●人体不可合成

缬氨酸、异亮氨酸、亮氨酸、甲硫氨酸、赖氨酸、苯丙氨酸、色氨酸、苏氨酸、组氨酸

# 摄入体内的"蛋白质"会怎么样?

## → 被分解成氨基酸后被人体吸收

蛋白质是由几十到几万个氨基酸连接而成的。由于从食品中摄取的蛋白质体积过大,无法直接被人体吸收。所以,蛋白质在体内会被分解为氨基酸,变为人体能吸收的大小。

### ◆ 从肽到氨基酸

从食品中摄取的蛋白质首先会在胃内消化酶作用下被分解,但即使这样,它的尺寸还是很大。接着它们会进入十二指肠,被其他消化酶进一步分解。

再接着,它们会进入小肠,被其他消化酶分解成"肽"。肽由2~20个氨基酸连接而成。

蛋白质不断被分解为肽,再被分解为氨基酸,在变成氨基酸时被小肠吸收,然后被运送到肝脏中。

### ◆ 被吸收的氨基酸被运送到肝脏中

氨基酸在肝脏中被重新合成为其他蛋白质,再经由血液输送,成为构成头发、指甲、皮肤、骨骼、内脏、肌肉、激素、酶等的材料。

肝脏还负责处理人体不需要的蛋白质。处理后产生的废物经由肾脏过滤成尿液等被排出体外。

蛋白质作为重要的营养素,经过分解再合成,成为身体各个组成部分的材料。

为了避免缺乏蛋白质,我们的身体具备储存蛋白质的材料——氨基酸的功能(下一节)。

# 蛋白质成为氨基酸之前

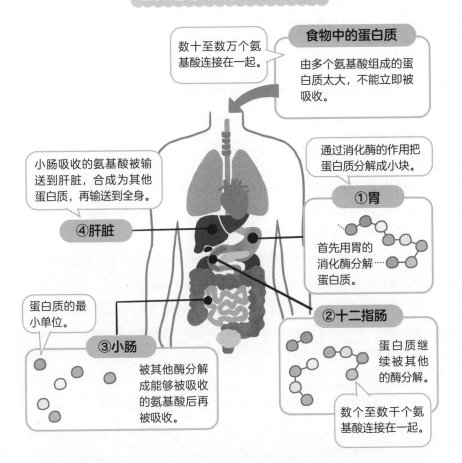

数十至数万个氨基酸连接在一起。

**食物中的蛋白质**

由多个氨基酸组成的蛋白质太大，不能立即被吸收。

通过消化酶的作用把蛋白质分解成小块。

**①胃**

首先用胃的消化酶分解……蛋白质。

小肠吸收的氨基酸被输送到肝脏，合成为其他蛋白质，再输送到全身。

**④肝脏**

蛋白质的最小单位。

**③小肠**

被其他酶分解成能够被吸收的氨基酸后再被吸收。

**②十二指肠**

蛋白质继续被其他的酶分解。

数个至数千个氨基酸连接在一起。

# 按身体活动水平划分的蛋白质目标量（g/d）

蛋白质的每日摄入量取决于年龄和运动量。

| 性别 | 男性 | | | 女性 | | |
|---|---|---|---|---|---|---|
| 身体活动水平 | 低 | 一般 | 高 | 低 | 一般 | 高 |
| 18～29岁 | 75～115 | 86～133 | 99～153 | 57～88 | 65～100 | 75～115 |
| 30～49岁 | 75～115 | 88～135 | 99～153 | 57～88 | 67～103 | 76～118 |
| 50～64岁 | 77～110 | 91～130 | 103～148 | 58～83 | 68～98 | 79～113 |
| 65～74岁 | 77～103 | 90～120 | 103～138 | 58～78 | 69～93 | 79～105 |
| 75岁以上 | 68～90 | 79～105 | – | 53～70 | 62～83 | |

日本人的饮食摄取基准（2020版）（厚生劳动省）

# 如何储存"氨基酸"？

## → 储存在肌肉或血液中

从饮食中摄取的蛋白质在体内被分解为氨基酸后，再被合成为其他蛋白质，为人体各个器官和组织所用。

### ◆ 储存在"氨基酸池"中

你的体内每天都会经历制造新蛋白质、丢弃旧蛋白质这个不断更替的过程。

为了不破坏这种更替的平衡，体内产生了一个"氨基酸池"，它专门负责储存构成蛋白质的材料——氨基酸。

蛋白质被分解后得到的氨基酸被肌肉和血液等储存在身体各处（氨基酸池），必要时氨基酸池中的氨基酸将被再次合成为蛋白质，被人体所利用。

一个健康的人体内，由蛋白质分解的氨基酸的量和由氨基酸合成的蛋白质的量是保持平衡的。因此，要保持分解和合成的平衡，就必须摄入充足的蛋白质。

### ◆ 蛋白质会使肾脏疲劳

人体不再需要的蛋白质会被分解并被肾脏过滤，这对肾脏来说是一种负担。

肾脏除了制造尿液外，还具有调节血压、分泌造血激素、制造骨骼生成所必需的维生素、保持细胞内外水分不变等重要作用。

为了减轻肾脏的压力，我们会严格限制肾脏病患者摄取对肾脏造成负担的蛋白质。

话虽如此，我们从日常饮食中摄取到的蛋白质，并不会达到足以损害肾脏的量。真正危险的是人工蛋白质。关于这点，请一定阅读下面的专栏。

# 蛋白质储存在氨基酸池中

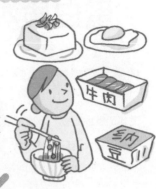

蛋白质作为尿液被
排泄出体外，需要
通过饮食来补充。

氨基酸储存于全
身的肌肉和血液
中（氨基酸池）。

合成量

分解量

蛋白质的合成和蛋
白质的分解是等量
进行、维持平衡的。

不需要的时候将
作为尿液被排泄
出体外。

根据需要组成
头发、指甲、皮肤、骨骼、
内脏、肌肉、激素等。

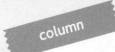

column

# 蛋白质对身体有害的原因

健康意识越强的人越容易把肾脏搞坏？蛋白质不为人知的风险

说到沉默的脏器，非肾脏莫属。

众所周知，肾脏也被称为"沉默的脏器"。

不到相当严重的情况，不会有自觉症状。肾脏的状况就是这样在不知不觉中逐渐恶化的。

正因为如此，在日本，每5个成年人中就有1个患有慢性肾脏病，总患者数大约有2100万。

更可怕的是，如果肾脏恶化超过某一限度，它就不可能再自愈了。

我还见过采取控制食欲和服药等手段都不见效，症状恶化到肾功能衰竭的情况。真是那样的话，就必须进行肾移植和人工透析，生活质量也必然受到极大影响。

### ◆ 每个人面临肾脏疾病的风险都是一样的

慢性肾脏病的导火索有高血压、肾炎、糖尿病、肾硬化症等，但主要的原因是谁都避免不了的"年龄增长"。

也就是说，每个人都有患慢性肾脏病的风险。

尽管我们都想让重要的肾脏尽可能更长久地维持功能，但以肾脏为首的脏器们一直在工作，我们也没办法让它停下来休息。

想要保护肾脏，我们唯一能做的就是不要增加它的负担。

而对于肾脏来说，最大的负担就是摄取蛋白质。

### ◆ 警惕人工蛋白质

正如上一节所说，蛋白质在体内代谢的过程中会产生毒素，负责处理这些毒素的正是肾脏。

另外，肾脏还担负着排泄体内多余蛋白质的重任，蛋白质的过度摄取只会对其造成负担，有百害而无一益。

一般通过饮食摄取的蛋白质不太会增加肾脏的负荷。

危险的是摄入粉末或果冻状的人工蛋白质（或氨基酸）。

在我的患者中，就有为了健康拼命服用健身房中推荐的蛋白质，最后导致肾功能下降的案例。

为了健康而做的事反而损害了健康，这是多么不幸啊！

不仅仅是这位患者，现实中很多人都会这么想。

"蛋白质是身体必需的，必须及时补充！"这样的认知，让人很担心肾脏健康。

媒体上关于各种蛋白质产品的广告以及宣传蛋白质功效的报道，使人们很容易陷入"蛋白质＝健康"的误区。

蛋白质的"健康效果"之所以如此深入人心，可以说是由以下误解不断积累形成的。

**误解 1**

## 只要运动就需要补充蛋白质

当运动消耗完体内的葡萄糖，人体能量不足时，肌肉中的蛋白质作为能量来源会被消耗，所以要补充作为肌肉材料的蛋白质，促进肌肉再生……

这完全是个误会。糖质被消耗完后，下一个被用作能量来源的是脂肪。

而且，普通体形的人即使1个月以上没有摄取糖质也能生存。人体的脂肪储备十分充足。

在现代文明社会，根本不可能出现因能量不足而流失肌肉中蛋白质的情况（第104页）。

哪怕在健身房努力锻炼出了一身汗，超过了平时的运动量，也不需要额外补充蛋白质。

这样做不但不能使肌肉再生，反而会损伤肾脏。

**误解 2**

## 增肌需要摄入蛋白质

为了增强肌肉，运动是必不可少的。

肌肉因为运动而受损，受损的肌肉被修复后再运动……如此往复，肌肉就会得到锻炼，变得更粗、更大。

在这个过程中，蛋白质被认为是促进肌肉修复所必需的，但一项研究结果表明，"运动员和健美运动员不需要更多的蛋白质"（"Proceeding of the Nutrition Society"，1994 年）。

在这项研究中：

我们让男女共 26 名健美运动员尝试了高蛋白饮食，但未见增强肌力的效果。

对于推荐补充蛋白质的人来说，这一点或许已经颠覆了其固有认知，而耶鲁大学的实验结果更令人震惊。

在 5 个月的时间里，控制运动员每天的蛋白质摄取量为 55 g（约占平时的 50 %）。令人意外的是，即便如此，肌肉力量不但没有下降，反而增加了 35 %。

怎么样？就算摄取了大量的蛋白质，也并不意味着肌肉会因此而增加。

**误解 3**

## 液体蛋白质能更有效地被吸收

从某种意义上说，这是正确的。

不过，就算吸收速度再快，也不会在体内发挥作用，只会被快速丢弃。而且，还增加了肾脏的负担。

人体消化肉和鱼需要4~5小时。

而液体和粉末中的人工蛋白质不需要经过这样的消化过程。

它们会迅速进入肠道，立即被吸收，大量释放到血液中。

为使体内的氨基酸浓度保持在一定水平，大量释放的、过剩的氨基酸会被送到肾脏。肾脏忙于处理这些氨基酸，因过劳而陷入疲惫状态。

如果持续摄取人工蛋白质，肾脏将会承受巨大的负荷，结果就是肾脏功能下降。

我们也多次指出，这样不仅不能帮助增肌，反而会损害肾脏。

此外，我希望大家知道，不单是蛋白质，摄入人工制造的物质都潜藏着风险。

除了保健品等"健康食品"，像工业产品一样生产出来的肉和鱼等也是如此。我们在无意识中摄入体内的人工制品非常多。

◆ 即使如此还想多摄取蛋白质的人

说到这里，可能还有人抱有"无论如何都想多补充蛋白质"的想法，请这样的人在摄取时注意一下自己肾脏的状态。

"血清肌酐值"是表示肾脏功能的检查数值，只要肾脏的问题不是很严重，一般不会出现异常值。

如果想快速知道肾脏是否受损，比较有效的办法是做"尿微量白蛋白值"和"估算肾小球滤过率（eGFR）"的检查。

估算肾小球滤过率是通过将"血清肌酐值"与年龄、性别代入公式后计算出的数值，其中"血清肌酐值"是用来确认肌肉中含蛋白质废物量的数值。估算肾小球滤过率可以通过日本肾脏学会主页（https://jsn.or.jp/general/check/）上的"肾功能测定工具"来计算。

# 脂质会让人发胖吗？
→ 脂质不能在体内堆积，会被丢弃

和糖质（碳水化合物）、蛋白质并称三大营养素的脂质，存在于肉和鱼、植物油和黄油等各种食品中。

脂质也是细胞膜和激素的构成材料。人体中存在的37万亿个细胞都被细胞膜包裹着，就在这一瞬间，你的身体中也正在形成新的细胞。也就是说，脂质在不断被消耗。

利用率如此之高的脂质，光从食物中摄取是不够的，肝脏也会制造脂质。

◆ 脂质会使人发胖是骗人的

脂质明明如此重要，却有人误以为脂质会使人发胖，选择尽量不摄入。

人们往往误以为脂质会变成脂肪，但实际上摄入体内的脂质一般被用作细胞膜和激素的材料，并不会直接变成皮下脂肪和内脏脂肪。

关于脂质，还有一个误解是脂质热量太高会导致发胖。卡路里是身体运动所需能量的单位。同样是1 g，糖质和蛋白质的热量是4000卡，脂质是9000卡。消耗身体中1 g脂质需要的运动量，是消耗糖质的2倍以上。

正因为如此，很多人认为消耗脂质极为费力，消耗不完的脂质就会变成脂肪。但实际上，多余的脂质会被排出体外，根本不用担心会因此导致肥胖。何况男性与女性日平均摄取的脂质量分别仅为64 g和57 g，这些都被用来制造细胞膜和激素。

与此相对，糖质（碳水化合物）的日平均摄取量，男性高达275 g，女性高达225 g。也就是说，用不完而作为脂肪积蓄的不是脂质，而是糖质。

## 脂质的主要作用和过剩与不足的影响

| | 主要作用 | 过度摄取 | 摄取不足 |
|---|---|---|---|
| 脂质 | 激素和细胞膜的材料 | 变成二氧化碳和水被排泄出体外 | 抵抗力、体力下降 |

富含脂质的食品

鱼油、肉脂、橄榄油、坚果等

## 糖质、蛋白质、脂质的热量（每1 g中）

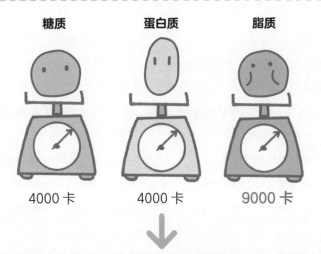

| 糖质 | 蛋白质 | 脂质 |
|---|---|---|
| 4000 卡 | 4000 卡 | 9000 卡 |

虽然脂质的热量很高，

但即使不能消耗也会被排出体外，**不会导致发胖。**

由于脂质的热量高，人们产生了消耗脂质十分困难、消耗不完剩下的脂质会让人发胖的误解。

# 14 只要是脂质就可以?
## → 有些脂质绝不可以摄取

脂质大部分是由脂肪酸构成的。脂肪酸分为"饱和脂肪酸"和"不饱和脂肪酸"。

饱和脂肪酸指的是黄油、猪油、牛油、椰子油等常温下处于凝固状态的脂类。

不饱和脂肪酸又分为"单不饱和脂肪酸"和"多不饱和脂肪酸"。

饱和脂肪酸和不饱和脂肪酸都存在于自然界中,但也有人工脂肪酸。

人工脂肪酸指的是由植物油制成的反式脂肪酸,比较典型的有人造黄油和起酥油。

◆ 是不是天然形成的,至关重要

因为具有促进血液循环、激活大脑功能等效果,不饱和脂肪酸一度很受欢迎。

另外,因为饱和脂肪酸会使胆固醇升高,所以一直以来大家都误以为中老年人应该避免摄入这种脂肪酸。

但是,胆固醇是由肝脏产生的,因此控制食量几乎不影响胆固醇的量。

2017年,《柳叶刀》杂志刊登了一项关于碳水化合物、饱和脂肪酸、不饱和脂肪酸(单不饱和脂肪酸和多不饱和脂肪酸)以及总脂肪量与死亡率之间关系的研究结果[※]。

饱和脂肪酸被认为是胆固醇值上升的罪魁祸首,但其摄取量和死亡率并无关联。相反,我们发现所有的脂肪都有助于长寿。

不过要注意的是,人工制品的反式脂肪酸是没有健康功效的。

---

※该刊载的文章研究调查了全世界18个国家(地区)约135000人近10年的数据,可信度较高。

# 脂肪酸的分类

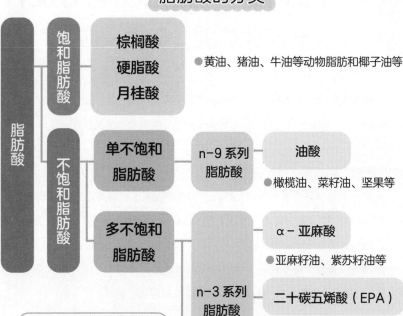

脂肪酸

**饱和脂肪酸**
棕榈酸
硬脂酸
月桂酸
- 黄油、猪油、牛油等动物脂肪和椰子油等

**不饱和脂肪酸**

单不饱和脂肪酸 — n-9 系列脂肪酸 — 油酸
- 橄榄油、菜籽油、坚果等

多不饱和脂肪酸

n-3 系列脂肪酸
- α-亚麻酸
  - 亚麻籽油、紫苏籽油等
- 二十碳五烯酸（EPA）
  - 青鱼、鲸鱼等
- 二十二碳六烯酸（DHA）
  - 鲣鱼、金枪鱼、鳗鱼等

n-6 系列脂肪酸
- 亚油酸
  - 玉米油、红花籽油、香油等
- γ-亚麻酸
  - 月见草油等
- 花生四烯酸
  - 肝、鸡蛋、鲍鱼等

反式脂肪酸
- 以植物油为原料人工合成的油，如人造黄油、起酥油、色拉油等

应该积极摄取除反式脂肪酸以外的自然界存在的脂肪酸！

现在的人有脂质摄取不足的趋势！

**Dr. 牧田的小贴士**

α-亚麻酸、亚油酸和花生四烯酸是必需脂肪酸，人体不能合成，必须从食物中摄取。

# 维生素和矿物质的作用是什么？

→ 调节身体机能，促进反应

三大营养素加上"维生素"和"矿物质"，并称五大营养素。维生素和矿物质是三大营养素发挥作用所不可或缺的。生物化学揭示了这些营养素的作用。

## ◆ 辅助营养素利用的"维生素"

三大营养素在身体中被分解利用，维生素则辅助它们的活动。维生素分为水溶性维生素和脂溶性维生素，两者人体几乎都无法合成，一旦不足就会造成缺乏症。下页列举了13种维持生命所必需的维生素，我们称之为"必需维生素"。

水溶性维生素即使摄取过多，也会被排泄出体外，储存不下来，所以要记得时常摄取。脂溶性维生素和油脂一起摄取，能有效地被消化、吸收。

## ◆ 调节身体机能的"矿物质"

矿物质也被称为"无机质"，人体必需的有16种，被称为"必需矿物质"。必需矿物质分为大量矿物质和微量矿物质，它们能调节身体机能，是身体的组成部分。

## ◆ 促进体内化学反应的"酶"

"酶"能促进消化、吸收、代谢、分解、合成等体内所有的化学反应。

酶是一种蛋白质。一种酶只能参与一种化学反应。人体中不停地发生各种化学反应。据说人体内存在5000种以上的酶。

酶积极配合维生素和矿物质，激活体内的化学反应。

# 辅助三大营养素发生反应

## 三大营养素

糖质     蛋白质     脂质

维生素      酶      矿物质

5000 种以上

●水溶性:
维生素 $B_1$、维生素 $B_2$、维生素 $B_6$、维生素 $B_{12}$、叶酸、烟酸、生物素、泛酸、维生素 C

●脂溶性:
维生素 A、维生素 D、维生素 E、维生素 K

●大量矿物质:
钙、镁、钾、磷、钠、硫、氯

●微量矿物质:
铁、锌、铜、碘、锰、硒、铬、钼、钴

* 维生素C以外的水溶性维生素被称为B族维生素。

消化、吸收     合成

分解     能量     代谢

三大营养素在维生素、矿物质和酶的辅助作用下被分解、合成,作为能量被人体利用。

# 通过血糖检测设备来掌握血糖值的变化

为了健康长寿，把握每餐后血糖值的变动

可疑的健康信息、昂贵的健康食品和保健用品抓住人们想健康的心理，充斥于我们的日常生活中。

如果只是无用也就罢了，只怕像前面列举的人工蛋白质（第46页）那样，虽然宣称有益健康，但实际上甚至对健康有害。

只有一件事真正对健康有益。

那就是"控制体内的糖质"。

◆ 你的健康程度是由血糖值的变动决定的

饮食可以创造健康，这是自古以来就有的说法，但是关于饮食，长期以来人们一直深信不疑的健康常识中也存在不少误解。后面要讲的热量信仰（第100页）就是最好的例子。

适当控制糖质的饮食可以说是对健康有切实贡献的饮食。

本章提到过量的糖质会导致多种疾病，如肥胖、心脏病、脑卒中、糖尿病和阿尔茨海默病等。

此外，糖类也是产生AGE（与加速衰老和引发疾病有关的物质）的罪魁祸首（AGE将在第2章中做解释）。

◆ 血糖值很容易被准确检测

是否合理控制了糖质的摄取，只要检查一下血糖值就能一目了然。但如果你认为只要每年体检都没问题，身体就没有毛病，继而高枕无忧的话，那就大错特错了。

仅仅通过一年一次的健康检查来测定空腹时的血糖，是远远不够的。

我们通过健康检查可以知道当天当时空腹时的血糖值。如果空腹时血糖出问题，那你离严重状态就只有一步之遥了。

但人的身体并不会突然出现严重状态。

血糖值之所以达到严重数值，是因为每天饭后频繁引起血糖值尖峰。

经常引起血糖值尖峰，损伤会不断累积，不知不觉就会发展到严重状态。

正确饮食虽说要控制体内的糖质，但是否控制得好是需要数值认证的。

而帮助我们获取这一数值的正是血糖检测设备这一工具。

当你戴上血糖检测设备，它可以24小时持续监测你的血糖值变动，包括饭前和饭后，甚至睡眠的时候。

饭后血糖值将达到最高，这时的理想值大体如下：

□健康的人　饭后1~1.5小时，140 mg/dL以内。

□糖尿病患者　稍微晚一点，饭后1.5~2.5小时，200 mg/dL以内。

我在向本书的责任编辑介绍血糖检测设备时曾建议他一定要戴戴看。顺便说一下，他有痛风，所以一直忍着不喝他最爱的啤酒，他在佩戴时说希望我给他点小建议。我就对他说："下班后喝啤酒很舒服吧，虽然想着要避免摄入糖质，但又欲罢不能。空腹喝啤酒、吃米饭，血糖值会急剧上升，数据变动会非常明显。"

为了验证这本书所说，他真的照我说的实践了一下，其结果正如下页图表所示。

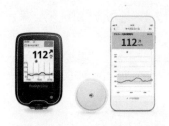

带针的传感器（中）安装在上臂部。因为针很细，所以没有不协调的感觉。传感器也很薄，即使戴着穿衣服也不会太明显。通过阅读器（左）可以看到每分钟测量的血糖值。即使没有阅读器，下载应用程序后也可以用智能手机进行测量（右）。这种情况下，只需购买传感器（约7000日元）即可。

# 通过血糖检测设备测定出的每日血糖值变动

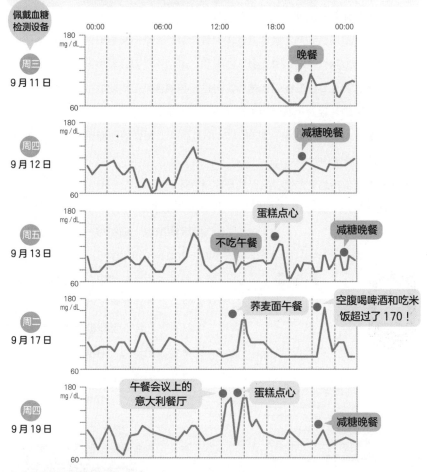

**基本生活作息**

起床 7：00　就寝 1：00
早餐　自制蔬菜水果奶昔。
午餐　几乎不吃。白天多次少量吃一些糖质少的零食。
晚餐　每天的时间和菜单不尽相同。

佩戴血糖检测设备

周三
9 月 11 日

晚餐

周四
9 月 12 日

减糖晚餐

周五
9 月 13 日

蛋糕点心
不吃午餐
减糖晚餐

周二
9 月 17 日

荞麦面午餐
空腹喝啤酒和吃米饭超过了 170 ！

周四
9 月 19 日

午餐会议上的意大利餐厅
蛋糕点心
减糖晚餐

## Dr. 牧田的小贴士

从图表中可以看出，摄取糖质含量多的食物，血糖值会急剧上升。假如你不小心摄取了过多的糖质，可以尝试在下一顿饭时控制糖质摄入，保证一日糖质摄入总量保持在合理的范围内。

# 人为什么会衰老?

## ~ 糖化加速衰老

第 2 章

section 2

# 加速老化的"氧化"是指
# 自由基过度增加的状态

为了维持人体机能，我们必须从食物中摄取营养素。摄取的营养素被消化吸收后，除了在体内进行各种各样的反应（合成）后被人体利用外，还会成为身体运动的燃料。

此时必不可少的便是氧气。通过呼吸吸入的氧气大部分作用于把营养素转化为燃料的过程，剩余的小部分则变成了"自由基"。

### ◆ 自由基不完全是坏的

说起自由基，人们一般的印象是会对身体造成伤害。

然而，自由基并不完全是坏的。适当的自由基能提高免疫力，有益于人体健康。

自由基只有过度增加的时候才会作恶。过多的自由基会损伤细胞。

通过呼吸吸入的氧气在体内作怪的话就不好办了。因此，为了防止自由基增加，人类获得了"抗氧化防御机制（保护细胞不受自由基损害的功能）"。

### ◆ 自由基增加会导致身体"氧化"

我们知道，吸烟、紫外线、压力等都会导致自由基增加。另外，据说血糖值尖峰也会使自由基增加。自由基增加太多，抗氧化防御机制就跟不上了。

抗氧化防御机制和自由基的平衡被破坏，自由基增加过多的状态被称为"氧化"。

氧化也被称为"人体生锈"，它会引起身体不适和各种各样的疾病。

# 自由基和抗氧化防御机制

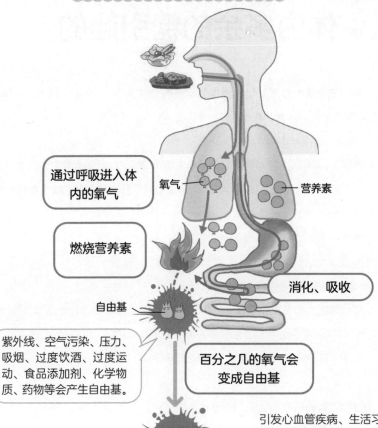

通过呼吸进入体内的氧气

氧气

营养素

燃烧营养素

消化、吸收

自由基

紫外线、空气污染、压力、吸烟、过度饮酒、过度运动、食品添加剂、化学物质、药物等会产生自由基。

百分之几的氧气会变成自由基

氧化 → 引发心血管疾病、生活习惯病、阿尔茨海默病、帕金森病、斑点、皱纹、白发、掉发等。

抗氧化防御机制

自由基

自由基

抗氧化防御机制

自由基过多增加导致身体氧化，引发疾病、身体不适、老化等问题。

当自由基的量和抗氧化防御机制保持平衡时，自由基不会损害人体。

# 加速氧化的"糖化"是由体内多余的糖引起的

我们把身体中自由基增加过多的状态叫作"氧化",氧化表现为"人体生锈",但其实除了生锈,还有"焦化"。

"焦化"就是所谓的"糖化"现象。

实际上,"身体生锈＝氧化"和"身体焦化＝糖化"之间有着密切的联系。

由于两者同时发生并且成对出现,因此它们有时也被称为"氧化糖化反应",并不区分"氧化"或"糖化"。

那么,"糖化"是怎样的反应呢?

## ◆ 多余的糖质与蛋白质结合

糖化是因为从主食和零食中过度摄取"糖质"。过度摄取因而无法消耗的多余的葡萄糖,与体内的蛋白质结合后使蛋白质功能下降,这就是糖化。

此外,糖化还会产生加速衰老的物质——AGE(第64页)。

## ◆ 糖化会削弱抗氧化防御机制

蛋白质是身体每个部分的材料(第40页),糖化导致身体无法正常工作,就会出现各种问题。

血管中糖化加剧可能会导致动脉硬化,进而引发急性心肌梗死和脑梗死。

另外,肌肤糖化后会出现色斑、皱纹,肤色变得暗沉;头发糖化后则会使其失去亮泽和弹性。

不仅如此,随着糖化的继续,氧化也会加速。这是因为发挥抗氧化防御机制作用的细胞也会因糖化而受损。

# 摄入过多的糖质是"糖化"的原因

过量摄入的糖质和蛋白质结合，发生糖化，并产生了加速衰老的AGE。

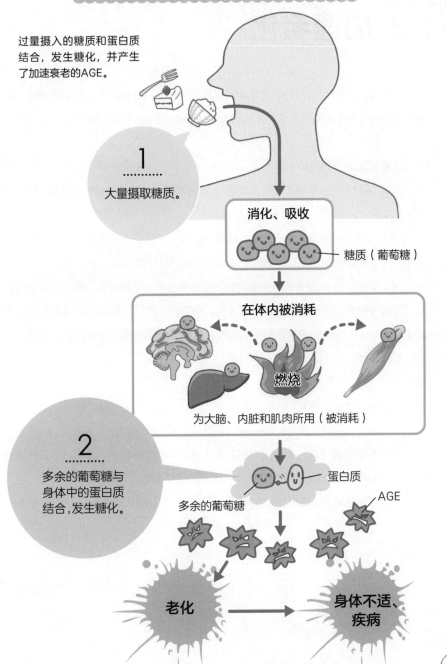

**1**
大量摄取糖质。

消化、吸收

糖质（葡萄糖）

在体内被消耗

燃烧

为大脑、内脏和肌肉所用（被消耗）

**2**
多余的葡萄糖与身体中的蛋白质结合，发生糖化。

蛋白质

多余的葡萄糖

AGE

老化 → 身体不适、疾病

# 因糖化而产生的AGE会加速老化

随着氧化和糖化的加剧，身体开始出现老化、不适、疾病等各种负面影响。糖化带来的另一个问题是产生了AGE（advanced glycation end-product）。

## ◆ AGE 和衰老的关系

AGE 翻译为"晚期糖基化终末产物"。顾名思义，它是糖与蛋白质结合产生的最终反应物质。

如果饮食上不断摄取糖质的话，就会加剧糖化，AGE 也会增加。AGE 具有在全身蛋白质中蓄积的性质，会使蛋白质的功能下降并导致其老化。

举个例子，当AGE 在皮肤中蓄积时，令很多女性烦恼的皱纹、斑点、松弛等皮肤问题就会出现。随着年龄增长，AGE 的蓄积量也会增加。如果AGE 蓄积较多，即使年纪还轻，不仅皮肤，人的整体机能都会老化；而如果AGE 蓄积较少，即使上了年纪看起来也很年轻。

## ◆ 我们能阻止糖化吗?

与蛋白质结合促进糖化的糖质，存在于我们的日常饮食中。

为了维持生命活动，蛋白质和糖质在体内不可避免会相遇。持续摄取超过必需量的糖质会创造更多蛋白质和糖质结合的机会，也就等同于加速糖化。

换言之，减糖可以减缓糖化的发生。

# 通过体检可以知道AGE的量吗？

"JDS"是根据日本旧标准测定的，现在已经不使用了。"NGSP"是按照世界标准规定的条件进行测定的值。

举例　　　受诊日 20××年2月17日　上一次受诊日 20××年4月15日　上上次受诊日 20××年3月12日

| | 检查项目 | 参考基准值 | 单位 | 此次 | 判定 | 上一次 | 判定 | 上上次 | 判定 |
|---|---|---|---|---|---|---|---|---|---|
| 糖代谢 | 食后时间 | | 时间 | 10.0 | | 10.0 | | 10.0 | |
| | 血糖（空腹时） | 65 ~ 99 | mg/dL | 96 | A | 98 | A | 100 | |
| | 随时血糖 | 65 ~ 139 | mg/dL | | | | | | |
| | HbA1c(JDS) | 4.0 ~ 5.1 | % | | | | | | |
| | HbA1c(NGSP) | 4.3 ~ 5.5 | % | | | | | | |
| 糖负荷试验 | 负荷前血糖 /IRI | 65 ~ 99 / | mg/dL / μU/mL | / | | / | | / | |
| | 30 分钟血糖 /IRI | 65 ~ 160 / | mg/dL / μU/mL | / | | / | | / | |
| | 60 分钟血糖 /IRI | 65 ~ 160 / | mg/dL / μU/mL | / | | / | | / | |
| | 120 分钟血糖 /IRI | 65 ~ 139 / | mg/dL / μU/mL | / | | / | | / | |
| | 负荷前尿糖 | （—） | | | | | | | |
| | 尿糖（30 分钟） | （—） | | | | | | | |
| | 尿糖（60 分钟） | （—） | | | | | | | |
| | 尿糖（120 分钟） | （—） | | | | | | | |

饭后保持 10 小时以上空腹。

| | 检查项目 | 参考基准值 | 单位 | 此次 | 判定 | 上一次 | 判定 | 上上次 | 判定 |
|---|---|---|---|---|---|---|---|---|---|
| 感染症·免疫血清 | CRP | 0 ~ 0.30 | mg/dL | | | | | | |
| | RA | 0 ~ 10 | IU/mL | | | | | | |
| | RPR | （—） | | | | | | | |
| | ASO | 0 ~ 160 | IU/mL | | | | | | |
| | 血沉 1 时间 /2 时间 | 1 时间 0 ~ 13 | mm/h | / | | / | | / | |
| | TP 抗体 | （—） | | | | | | | |

| | 检查项目 | 参考基准值 | 单位 | 此次 | 判定 | 上一次 | 判定 | 上上次 | 判定 |
|---|---|---|---|---|---|---|---|---|---|
| 电解质 | 钠 | 135 ~ 147 | mEq/L | 141 | | 141 | | 141 | |
| | 钾 | 3.3 ~ 5.0 | mEq/L | 4.3 | | 4.8 | | 4.7 | |
| | 氯 | 98 ~ 108 | mEq/L | 106 | A | 108 | A | 109 | |
| | 钙 | 8.4 ~ 10.4 | mg/dL | 8.9 | | 9.1 | | 9.1 | |
| | 磷 | 2.5 ~ 4.5 | mg/dL | | | | | | |

| | 检查项目 | 参考基准值 | 单位 | 此次 | 判定 | 上一次 | 判定 | 上上次 | 判定 |
|---|---|---|---|---|---|---|---|---|---|
| 便潜血 | 便潜血第一次 | （—） | | （—） | A | （—） | A | （—） | |
| | 便潜血第二次 | （—） | | （—） | | （—） | | （—） | |

体检时必须验血。检查中有一项是"HbA1c（糖化血红蛋白）"。HbA1c是血红蛋白（红细胞中的蛋白质，有运送氧气的作用）和糖结合在一起的产物。它是糖尿病的指标之一，数值高则意味着体内糖质较多，亦即糖化风险较高、AGE处于多发状态。

## Dr. 牧田的小贴士

自从实现AGE的精确测量后，AGE的数量和衰老现象间的关联也变得一目了然。我是世界上第一个开发出血液中AGE测定法的人。这是我在纽约洛克菲勒大学读书时的研究成果。将疾病和衰老风险数值化，为医疗和美容的发展做出贡献，我感到十分荣幸。

# 从糖化到形成AGE之间存在两个阶段

造成人体老化的AGE是在体内的葡萄糖（糖质）和蛋白质结合并发生糖化时产生的，不过即使两者结合，AGE也不会立刻形成。

形成AGE的过程分为"初期阶段"和"后期阶段"。

### ◆ 可逆的初期阶段和不可逆的后期阶段

即使葡萄糖（糖质）和蛋白质结合了，在初期阶段也处于容易解绑的状态。所谓初期阶段，是指摄入人体的食物被分解成葡萄糖和蛋白质，二者刚刚结合时的状态。在这个阶段，它们还可以回到葡萄糖和蛋白质未曾结合时的状态（可逆的），这样一来糖化就不会继续进行。

但是如果初期阶段的氧化、高血糖状态一直持续的话，就会进入"后期阶段"。葡萄糖和蛋白质结合在一起，经过复杂的反应，最终变成AGE，这是不可逆的。

尽管AGE也会被排出体外，但摄取量和生成量超过排出量时，人体就会加速老化。

### ◆ 料理中出现的"糖化"现象

食品中也含有很多AGE（第117页）。我们特别要警惕含有糖和蛋白质的食品中的"焦脆""喷香"感，它们虽然能勾起人的食欲，但也是AGE的表现形式之一。

正如糖化在体内表现为"焦化"一样，烹饪的"焦化"也是由糖化产生的，食物经过煎、炸、烤等产生诱人的色泽和香味，这个过程被称为"美拉德反应"。看起来很好吃的焦黄色等就是"糖化"的表现。

# AGE形成前

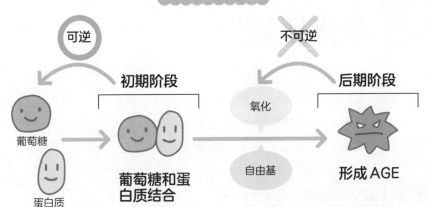

可逆

不可逆

初期阶段

后期阶段

葡萄糖

氧化

葡萄糖和蛋
白质结合

蛋白质

自由基

形成AGE

血糖在初期阶段下降后，就可以恢复到原来的
蛋白质形态。

一旦形成AGE，就再也变不回原来的
物质了。AGE有100多种，存在于身体
各个部位，使人体加速衰老。

## 需要注意的AGE含量较高的菜品

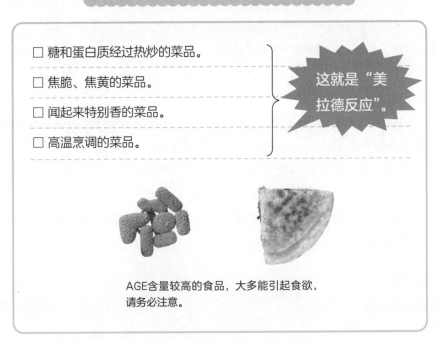

□ 糖和蛋白质经过热炒的菜品。

□ 焦脆、焦黄的菜品。

□ 闻起来特别香的菜品。

□ 高温烹调的菜品。

这就是"美
拉德反应"。

AGE含量较高的食品，大多能引起食欲，
请务必注意。

# 5 基因信息被糖化产生的 AGE所破坏

构成人体各个部位的蛋白质，总是在体内反复分解和合成。

这样的工作之所以能够准确地进行，有赖于"DNA（脱氧核糖核酸）"中蛋白质的设计图。"基因"指的是蛋白质的设计图的集合，是DNA的一部分。

### ◆ 对来自基因的信息进行干预的 AGE

蛋白质由氨基酸组成（第40页）。为了制作出符合用途的蛋白质，标明氨基酸排列顺序等的设计图就必不可少。基于基因所显示的设计图合成蛋白质，这一过程被称作"翻译"。

通过"翻译"制作出来的蛋白质会根据需要相互结合或分离。

为了正确地进行这些活动，蛋白质会被打上标记。我们把这一行为称作"修饰"，人体会根据目的有规律地对蛋白质加以标记。

而让这一修饰过程出现混乱的正是AGE。

### ◆ 蛋白质失去功能

常规修饰的目的是改善蛋白质的功能，如蛋白质的结构和活性、在何处工作、如何相互作用。

然而，被AGE干扰过修饰过程的蛋白质不但不能提高功能，还会使蛋白质无法正常工作。

AGE之所以能够导致疾病、老化和免疫力低下，是因为AGE制造了超出基因指令的蛋白质。

## 蛋白质的翻译和修饰

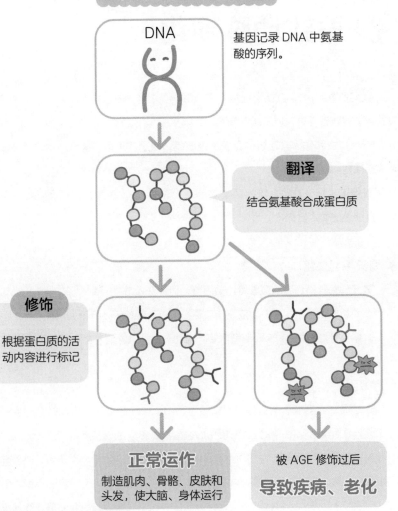

DNA

基因记录 DNA 中氨基酸的序列。

**翻译**

结合氨基酸合成蛋白质

**修饰**

根据蛋白质的活动内容进行标记

**正常运作**

制造肌肉、骨骼、皮肤和头发，使大脑、身体运行

被 AGE 修饰过后

**导致疾病、老化**

### Dr. 牧田的小贴士

据报告显示，蛋白质修饰有300多种，今后可能会发现更多的蛋白质修饰。
修饰的异常与包括癌症在内的各种疾病密切相关。我们正在研究如何发现修饰的异常，以便预防疾病和早期治疗。

# AGE会损伤毛细血管，导致动脉硬化

我们的身体由37万亿个细胞组成。每一个细胞之所以能够正常工作，有赖于血液输送氧气和营养素，以及回收废物。

一旦血液和作为其通道的血管发生故障，细胞就不能健康地活动，身体就会逐渐变得虚弱。

血糖值尖峰与这些血管问题密切相关（第28页）。另外，糖化产生的AGE也是削弱血管性能的主要因素。

## ◆ 消灭毛细血管

氧气和营养通过毛细血管传递给细胞，而AGE会伤害毛细血管。

在受损的毛细血管中，血液无法流通，最终毛细血管本身就会消失。

人体全身血管的99%为毛细血管。因此，毛细血管的消失是极其严重的问题。

## ◆ 使动脉硬化

众所周知，当血液中的低密度脂蛋白胆固醇（坏胆固醇）增加时，它会在血管内蓄积，增加动脉硬化和急性心肌梗死的风险。AGE则进一步提高了这种风险。

AGE改变坏胆固醇的性质后，身体就会认为这是"异物"。为了消灭成为异物的坏胆固醇，身体会出动能清除身体有害物质的"巨噬细胞"来吞噬坏胆固醇。到此为止，一切都还是好的，但问题在于，巨噬细胞吞噬了坏胆固醇后会变成"泡沫细胞"。泡沫细胞在血管壁上不断堆积，就会导致动脉硬化，引发急性心肌梗死。

# AGE引发动脉硬化

**1**

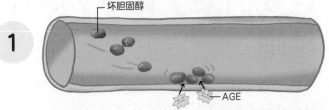

坏胆固醇

AGE

AGE作用于血液中过度增加的、积累在血管中的坏胆固醇，并改变其性质。

**2**

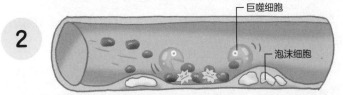

巨噬细胞

泡沫细胞

性质被改变的坏胆固醇被识别为异物。巨噬细胞将其吞噬，自己则成为泡沫细胞。

**3**

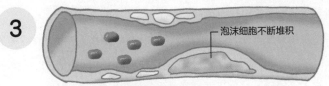

泡沫细胞不断堆积

泡沫细胞堆积，使血管变硬变窄。

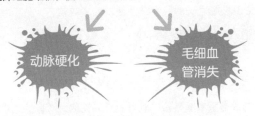

动脉硬化

毛细血管消失

## Dr. 牧田的小贴士

糖尿病的三大并发症（糖尿病视网膜病变、糖尿病肾病、糖尿病神经病变）都是由血管问题引起的。糖尿病患者体内一直处于高血糖状态，糖化和AGE的产生速度比健康人快，AGE所造成的血管损伤更大，更容易引发并发症。

# 让我们来了解一下免疫系统吧

人类具备不输给癌细胞的强大免疫力

我们已经解释了糖化和由此产生的AGE是如何危害健康的。

在这里，我想稍微转换一下心情，谈一谈"人类具备的对抗疾病的力量＝免疫"这样积极的话题。

就像防止氧化有抗氧化防御机制（第60页）一样，人类也有对抗糖化的手段。

那就是能消灭糖化产生的AGE的巨噬细胞。

### ◆ 自然免疫与获得性免疫

人类具备不输给癌细胞的强大免疫力。

巨噬细胞是负责免疫的细胞之一。所谓免疫，是指攻击侵入体内的敌人（细菌与病毒）和异物以保护身体的一种机制。这种机制由白细胞中的免疫细胞来承担。

我们在上节提到，被AGE改变了性质的坏胆固醇等被身体认为是"异物"，为了消灭它，免疫细胞之一的巨噬细胞便发动了攻击。

免疫细胞的作用分为以下两种。

### ● 自然免疫

因为这是人类原本就具备的能力，所以被称为"自然免疫"。虽然一旦发现敌人和异物就会发动攻击，但自然免疫中的免疫细胞只会攻击，无法记住对方的特征。

### ● 获得性免疫

获得性免疫，是在记住过去攻击过的"敌人"的特征的基础上所发挥的免疫力。

因为还记得敌人的特征，所以可以更有效地攻击敌人。

"疫苗"就是利用获得性免疫机制被发明出来的。

## ◆ 联合起来击退癌细胞

地球上所有的生物都是细胞的集合体。人类也是由万亿个细胞组成的。而所有的细胞又都是根据DNA的设计图制造的，但有时也会产生残次品。

这就是癌细胞。

在我们的身体中，据说每天都有5000个癌细胞诞生，但这些癌细胞之所以没有发展成癌症，多亏了免疫细胞。

当自然免疫军团意识到癌细胞的存在时，它们不仅身先士卒地参与战斗，还会向获得性免疫军团报告癌细胞的存在。如果是过去遇到过的癌细胞，获得性免疫军团会迅速将其消灭，防癌症于未然。

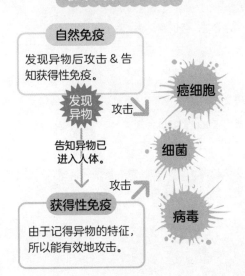

我们每个人的身体都拥有可靠的免疫力。

言归正传，为了充分发挥人体的免疫力，我们有必要适当控制体内的糖质含量。多余的糖质会促进糖化，同时也会促进氧化，这种不良影响进而会影响负责免疫的细胞。

糖化不可避免，但它可以被抑制。只要很好地抑制了糖化，也就是说很好地控制体内的糖质，免疫力就能充分发挥其实力。

# AGE加剧胶原纤维的退化并阻碍其再生

包括人类在内，所有的生物都是由生命的最小单位——细胞组成的。一个人的身体由37万亿个细胞组成，这些细胞又全部由蛋白质组成，它们互相结合构成了人体的头发、指甲、皮肤、骨骼、内脏、肌肉、血液等。

人体是蛋白质的集合。

在全身的蛋白质中，约30％是"胶原纤维"。

氨基酸链呈螺旋状集合，形成胶原纤维。胶原纤维构成人体的骨头、软骨、真皮、韧带等。

### ◆ 连接在一起的胶原纤维

胶原纤维由多个螺旋通过"桥"连接而成。

螺旋通过"桥"连接，被称为"交联"。正因为这些螺旋按照一定的间隔规则地交联在一起，胶原纤维才能保持张力和弹力。

像这样以规则的、适当的间隔进行的交联，我们称之为"生理交联"。

### ◆ 破坏胶原纤维的连接

糖化产生的AGE会干扰有序的生理交联。

AGE对胶原蛋白施加的交联，破坏了生理交联的规律性，因此被称为"坏交联"。

当坏交联产生时，胶原纤维便会失去原本的弹力和张力。其结果就是，肌肤加速老化，形成斑点和皱纹。

# 胶原纤维的"生理交联"和"AGE的坏交联"

## 生理交联

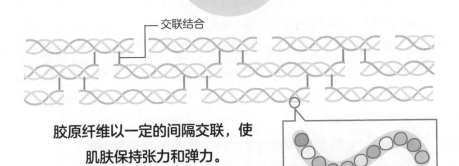

交联结合

胶原纤维以一定的间隔交联，使肌肤保持张力和弹力。

由氨基酸连接而成的3条链聚在一起形成螺旋结构。

扩大

## AGE 的坏交联

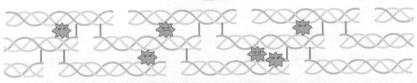

AGE 引起的坏交联是不规则的。当坏交联增加时，胶原纤维便会失去弹性。

## ◆ 老旧的胶原纤维无法被分解

坏交联还会阻碍胶原纤维的新陈代谢。

为了替换上新的胶原纤维，老旧的胶原纤维本应被分解。然而AGE引发坏交联后，分解被迫停滞，随后的替换也无法顺利进行，最终导致胶原纤维劣化。

## ◆ 巨噬细胞会使胶原纤维变脆弱

作为免疫细胞，巨噬细胞会攻击AGE以保护胶原纤维。

然而不幸的是，巨噬细胞的攻击并不总是正向的。

当巨噬细胞在血管中消灭与低密度脂蛋白（坏蛋白）结合的AGE时，也会产生附着在血管壁上的泡沫细胞（第70页），而这一现象有时会导致令人遗憾的结果。

巨噬细胞在排除黏附于胶原纤维的AGE时，不仅吞噬了AGE，还一并吞噬了胶原纤维。

为了补充被巨噬细胞吞噬掉的胶原纤维，人体又开始增产胶原纤维。

如此一来，胶原纤维就会过度增生，最终导致胶原纤维的状态变得极不稳定。

## ◆ 胶原纤维损伤导致骨质疏松症

骨质疏松症是一种骨骼密度变得稀疏、容易骨折的疾病。在骨骼中，"破骨细胞"吸收老化的骨骼，"成骨细胞"形成新的骨骼。"骨代谢"不断往复，使骨骼保持坚固。但如果吸收和形成的平衡被打破了，"吸收"多了，骨骼就会变得脆弱，导致骨质疏松。

这也与AGE有关。AGE促进破骨细胞的功能，同时还抑制成骨细胞，导致骨头越发脆弱。

话又说回来，提到骨头，大家印象中可能觉得它是由钙形成的，但实际上骨头的一半是由胶原纤维形成的。

胶原纤维的周围附着着钙和镁等，形成了具有强度的硬骨。如果胶原纤维的交联被AGE干扰，形成坏交联，钙等物质就无法均匀附着，骨头就会变得脆弱不堪。

# 骨代谢的机制

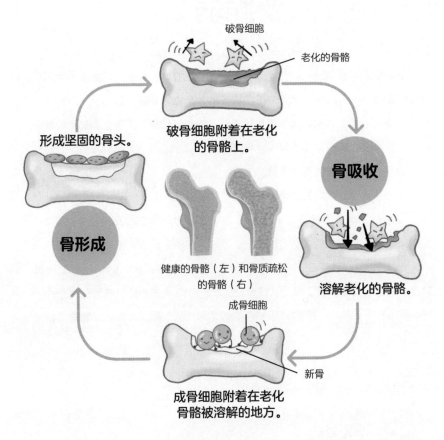

破骨细胞

老化的骨骼

破骨细胞附着在老化
的骨骼上。

形成坚固的骨头。

**骨吸收**

**骨形成**

健康的骨骼（左）和骨质疏松
的骨骼（右）

溶解老化的骨骼。

成骨细胞

新骨

成骨细胞附着在老化
骨骼被溶解的地方。

## Dr. 牧田的小贴士

只要没骨折，人们一般认为骨质疏松症不是一种疾病，但2001年
美国国立卫生研究院做出定义："骨质疏松症是一种降低骨强度、
增加骨折风险的骨骼疾病。"人们才逐渐认识到，骨质疏松症是
一种需要预防和治疗的疾病。

# AGE会阻止皮肤细胞再生、使皮肤变脆弱

紫外线会对皮肤造成损伤，并导致斑点和皱纹，这在如今已经成为常识了。随着糖化研究的深入，我们发现AGE与皮肤的老化也密切相关。

皮肤由表皮、真皮和皮下组织构成，皮肤的老化取决于表皮和真皮的状态。所谓"上了年纪的肌肤"，是指表皮和真皮处于以下状态：

表皮…变厚。皮肤变得干燥。

真皮…变薄。皮肤失去弹性，出现松弛和皱纹。

美国化妆品公司雅诗兰黛证实了"AGE会加速表皮和真皮的老化"的说法。受AGE影响而被糖化的细胞会使表皮变厚，真皮的深处也会积蓄某种AGE。

日本的宝丽就"AGE和黑色素对使肌肤失去'透明感'的'发黄''暗沉'有何作用"这一问题进行了研究。该研究显示，AGE才是加速肌肤老化的元凶，要保持肌肤年轻，如果不进行抗AGE护理的话，即使做了防紫外线护理和美白护理也无济于事。

#### ◆ 只有抗 AGE 护理才能抑制衰老

体内的细胞经常需要更新，这个过程被称为"代谢转换"。累积的AGE也会随着细胞的代谢转换消失。

代谢转换的周期，表皮是4~50天，真皮是平均15年左右。两次代谢间的时间越长，AGE累积得就越多，老化也会加剧。为了保持年轻的肌肤，我们有必要做好"抗AGE护理"，阻止糖化，抑制AGE的危害（第106页）。

# 加剧皮肤表皮和真皮老化的AGE

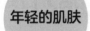
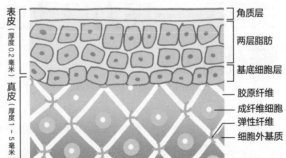

基底细胞是制造蛋白质（角质的基础）的细胞。成纤维细胞是制造胶原纤维和弹性纤维等的细胞。弹性纤维是将占据真皮大部分的胶原纤维捆绑在一起的物质。细胞外基质使这两者紧密结合。这些细胞正常运作时，肌肤就会变得年轻水嫩。

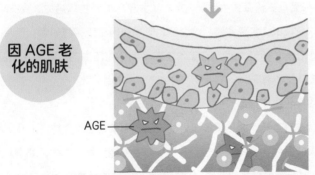

AGE使表皮厚度增大，破坏真皮中胶原纤维和弹性纤维的连接。在AGE的影响下，成纤维细胞也会死亡。这就导致了皮肤老化。

## Dr. 牧田的小贴士

代谢转换所需的时间因细胞而异。

肝脏 … 14~20天　　　消化道 … 约10天　　　肌肉 … 约180天

皮肤 … 约15年　　　关节软骨胶原纤维 … 117年

眼睛晶状体中的晶体蛋白（一种蛋白质）… 代谢不转换（AGE累积导致白内障）

代谢转换的时间越长，越难逃AGE的积蓄，越容易老化。皮肤很容易老化。

# 9 过度劳累、睡眠不足、人际关系……压力导致血糖升高、糖化加速

厚生劳动省分析了以日本人为调查对象的研究成果，总结出了糖尿病的危险因素：

①年龄增长　　②家族病史　　③肥胖　　④缺乏运动　　⑤血糖升高

此外，高血压和高脂血症也是危险因素之一。最近，我们发现"压力"对糖尿病的影响也很大。

2014年，德国慕尼黑亥姆霍兹中心发布了一项关于压力和糖尿病的调查结果。调查对象为20～60岁的5337名劳动者。调查开始时所有人都没有糖尿病，但平均每年约有300人患糖尿病。研究发现，在工作中感受到强烈压力的人，无论肥胖、年龄等因素如何，都患上了糖尿病。

这意味着压力会导致血糖升高。

压力本身会使血糖值上升，为了降低压力而分泌的激素也会使血糖值上升。

大脑感到压力大的时候，会向"内分泌"和"自主神经"发出指令，要求释放降低压力的激素，这时分泌的皮质醇和肾上腺素等激素就会使血糖值上升。

### ◆ 因压力而发生糖化反应

如果压力过大，血糖值上升，自然会诱发糖化反应，增加AGE。在压力下，血糖值最高会上升40 mg/dL。

此外，忙于应对压力的内分泌系统和自主神经也会变得疲惫，导致身心出现各种各样的失调现象。

## 压力的传递途径和分泌的激素

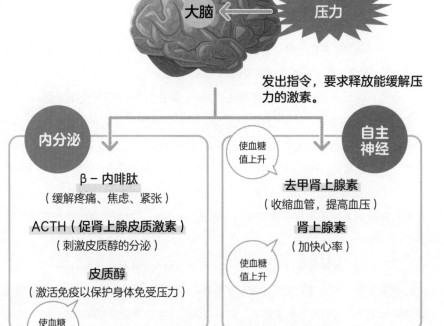

大脑 ← 压力

发出指令，要求释放能缓解压力的激素。

**内分泌**

**β－内啡肽**
（缓解疼痛、焦虑、紧张）

**ACTH（促肾上腺皮质激素）**
（刺激皮质醇的分泌）

**皮质醇**
（激活免疫以保护身体免受压力）

使血糖值上升

**自主神经**

使血糖值上升

**去甲肾上腺素**
（收缩血管，提高血压）

**肾上腺素**
（加快心率）

使血糖值上升

大脑一旦察觉到压力，就会通过"内分泌"和"自主神经"分泌出应对压力的激素。内分泌是指将储存的激素等释放到血液中的现象。

### Dr. 牧田的小贴士

心情烦躁的时候吃点甜食会感觉平静。确实，吃甜食时分泌的幸福激素——多巴胺，能暂时缓解烦躁情绪。可如此一来，大脑就会记住"一旦焦躁就吃甜食"这一点，每当你焦躁的时候，就会想吃甜食。而且你将不满足于之前的量，吃得越来越多，陷入糖质成瘾的循环中（第34页）。

认为吃东西能消除压力的人选择的都是蛋糕、寿司、意大利面等糖质含量较高的食物。因压力而暴饮暴食是一种危险的行为，它会使糖质成瘾越来越严重。

# 10 糖质作用于DNA，产生癌细胞

人体每天有1万亿个细胞死亡。与此相对，通过复制DNA信息，人体每天又会创造出1万亿个新的细胞。这就是新陈代谢。

然而，每天产生的新细胞并不都是健康的，其中有多达5000个癌细胞。

### ◆ 糖化会引起 DNA 复制错误

为什么会出现这样的癌细胞呢？这是因为DNA复制出现了错误。

每次新陈代谢时，由于复制错误，都会出现一些癌细胞，但并不是所有癌细胞都会演变为癌症。免疫细胞会阻止癌细胞的生长，使机体得以安然无恙（第72页）。

实验证明，新陈代谢过程中发生的DNA复制错误是由糖化诱发的。

把寄生在细菌上增殖的病毒混入葡萄糖，并使之寄生在大肠杆菌上，混入葡萄糖的时间越长，葡萄糖的浓度越高，病毒对大肠杆菌的感染能力就越低。该实验表明，病毒的DNA受到糖化的影响而发生复制错误，破坏了原有的感染能力。

过量摄取糖质导致体内糖化后，人体也会经常发生类似的复制错误。这意味着罹患癌症的风险会随之上升。

癌细胞多发时，免疫细胞也难以抑制它。糖质过多的饮食生活，会在细胞水平上产生不良影响，成为罹患癌症的罪魁祸首。

# 糖化过程会导致DNA复制错误

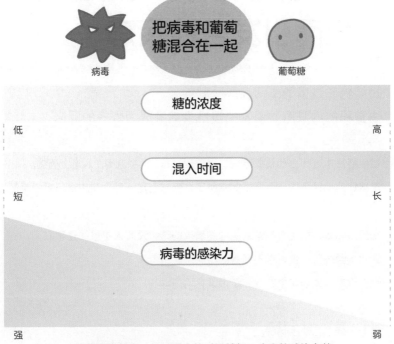

把病毒和葡萄糖混合在一起

病毒

葡萄糖

| 糖的浓度 | |
|:---|---:|
| 低 | 高 |

| 混入时间 | |
|:---|---:|
| 短 | 长 |

| 病毒的感染力 | |
|:---|---:|
| 强 | 弱 |

糖的浓度越高、与糖混合的时间越长，病毒的感染力就越低。我们可以看出，糖化引起了DNA的复制错误。

## Dr. 牧田的小贴士

癌症之所以很难治愈，是因为有复发和转移的可能性。
- 复发⋯手术中未切除的病变部位再次出现癌症，或治疗后变小的病变部位再次变大。
- 转移⋯随着血液和淋巴液在体内移动的癌细胞会带来新的癌症。

由大阪大学和哥伦比亚大学组成的联合小组的研究表明，虽然癌症的发生是由多个因素叠加而成的，但AGE与癌症的发生和转移都有关系。因此，通过适当控制糖质，来防止体内糖化、产生AGE，可以预防癌症。

# 糖质过多引发"炎症"，继而引发各种疾病

持续糖质过多的生活会导致肥胖
由蓄积的内脏脂肪引发的慢性炎症会成为疾病的温床

癌症是日本人死亡的首要原因，据说现在每2人中就有1人患上癌症。
虽然癌症已经不是什么罕见的疾病了，但它仍是一种危及生命的可怕疾病。

正因为如此，如果存在抑制癌细胞增殖的药，没有人不想知道吧。
其实这种药既不贵，也不稀有。
也许你家里的药箱中就有，是很常见的药。

这个药就是乙酰水杨酸。
"阿司匹林"这个名字可能更为大家所熟知。
阿司匹林的功效包括清热、镇痛以及消炎等，这种消炎与抑制癌细胞有关。

癌症是由体内的炎症引起的。有研究报告表明，服用阿司匹林后，炎症发生消退，癌细胞增殖也停止了。
当然，这并不意味着"阿司匹林 = 癌症特效药"。
然而，从这份研究报告中，我们可以很好地理解炎症和癌细胞之间的密切联系。

那么，为什么体内会发生炎症呢？
这也和"糖质"有关系。

# 癌症死亡率高的人体部位（2020年）

（国立癌症研究中心癌症信息服务）

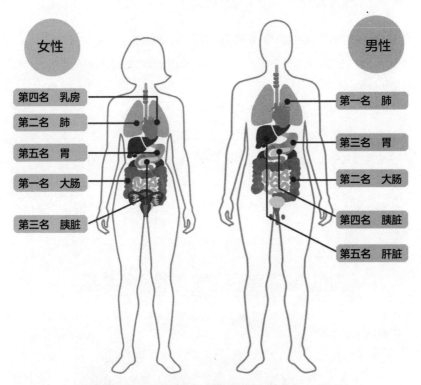

女性

第四名　乳房
第二名　肺
第五名　胃
第一名　大肠
第三名　胰脏

男性

第一名　肺
第三名　胃
第二名　大肠
第四名　胰脏
第五名　肝脏

男性在40岁以上患消化系统癌症的死亡率较高，而70岁以上患肺和前列腺癌症的比例增加。女性在40多岁时患乳腺癌、子宫癌、卵巢癌和女性特有癌症的死亡率较高，但随着年龄的增长，患消化系统癌症的比例增加。

◆ 糖质增加会引发炎症

　　人的大脑在摄入糖质时会兴奋地释放出多巴胺（第34页）。

　　多巴胺具有和兴奋剂等毒品相似的作用，能给人一种短暂的快感，如果为了追求这种感觉而不断地摄取糖质的话，就会陷入深度的糖质成瘾。

　　如果你不自觉地摄入了越来越多让大脑快乐的物质，比如三餐之间的零食、工作或家务时的饮料，你的身体肯定会陷入糖质过多的状态。

接着，没能消耗完的糖质作为脂肪被储存起来，身体就会变得肥胖。

脂肪首先作为"内脏脂肪"累积，然后作为"皮下脂肪"累积。

其中，内脏脂肪增加过多的话，免疫细胞的力量就会变弱并产生炎症，且这种炎症很难治愈。

说到底，炎症是对抗入侵身体的敌人的防御手段。

感冒发烧是免疫系统在正常工作的表现，本身没有问题。

但是如果炎症一直持续，又不是为了攻击外敌的话，人就容易患上以癌症为首的多种疾病和传染病。

## 内脏脂肪和皮下脂肪的堆积和体形

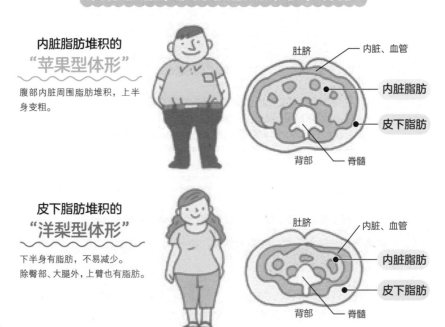

**内脏脂肪堆积的**
**"苹果型体形"**

腹部内脏周围脂肪堆积，上半身变粗。

肚脐　　　内脏、血管
内脏脂肪
皮下脂肪
背部　　　脊髓

**皮下脂肪堆积的**
**"洋梨型体形"**

下半身有脂肪，不易减少。
除臀部、大腿外，上臂也有脂肪。

肚脐　　　内脏、血管
内脏脂肪
皮下脂肪
背部　　　脊髓

# 减糖的健康功效
## ~限制糖质摄取，恢复年轻活力

第 3 章
section 3

# 1 上古时代的人类过着不吃米饭、面包、蛋糕的减糖生活

在人类从诞生至今约250万年的漫长历史中，小麦、大米等谷物的栽培是在1万年前开始的。食用小麦粉、白米则是从大约200年前开始的。

在谷物种植成为可能前，人类通过狩猎、捕捞和采集获取食物。很长一段时间内，人类依靠肉、鱼贝、山野采摘的植物维持生命。

在以脂质和蛋白质为主的饮食生活中，我们只能从植物中摄取少量糖质。当然，忍受饥饿也是家常便饭。

这种原始的饮食生活随着农耕技术的发展而被彻底改变。小麦、大米等成为主食，人们开始大量摄取糖质。

从狩猎到农耕，毫无疑问，稳定的食物供应有助于文明的发展。

然而，从经过几十代人才构建起来的身体代谢系统来看，如此巨大的饮食结构变化是意料之外的事，而我们的身体还不能适应这种变化。

◆ 人体既不习惯吃饱，也不习惯摄入糖质

在日本，近几十年来食物中的糖质含量急剧增加。各种各样的甜品流行于世，外出就餐和午餐文化不断发展，人们似乎不知不觉陷入了不断摄取糖质的状态。

从人类250万年的历史来看，直到最近，吃饱才成为理所当然的事。

本来就不习惯吃饱，现在让你吃饱的还是身体不熟悉的"糖质"，这正是现代人所困扰的"生活习惯病"的元凶。

# 传统饮食和现代饮食对身体的影响

## 调查对象

**来自世界各地 14 个国家的民族**
○生活在瑞士深山的人们　　　○北极圈的因纽特人
○美洲原住民　○澳大利亚原住民　○波利尼西亚人
○秘鲁古代文明人　等

### 传统饮食习惯的人

例

**因纽特人**
（鱼、鱼卵、海豹脂等）
**马赛族**
只吃动物的肉、血、奶。不摄取来自植物的食物。

↓

自然摄取动物性油脂，**极少摄取糖质。**

### 现代饮食习惯的人

例

**汉堡、薯条、比萨、碳酸饮料、罐头等**

↓

大量摄取精白谷物、杀菌牛奶和加工过的油脂类，**糖分过多。**

**饮食**

---

□没有蛀牙
□牙齿整齐（美观）

**牙齿**

□有蛀牙
□牙齿排列不整齐
（骨骼不好，包括脸部）

---

□身体健康

**身体状况**

□免疫力低下

---

美国牙医韦斯顿·A. 普莱斯博士认为，患者的蛀牙和排列混乱是饮食习惯造成的。博士从1930年开始在世界14个国家调查了"传统饮食习惯的人们"和"同一民族的现代饮食习惯的人们"的健康状况。〔《营养与身体的退化》(*Nutrition and Physical Degeneration* )[1]〕
这二者之间的差异很明显，传统饮食习惯的人们没有蛀牙，牙齿排列整齐，身体健康。因文明流入和移居而转向现代饮食习惯的人们，除了蛀牙和牙齿不整齐以外，健康方面的问题也很多。

1 韦斯顿·A. 普莱斯著，2008年出版。——编者注

# 人体的基本设定是饥饿，所以人体更适合减糖

人类250万年的历史可以说是为战胜饥饿而战斗的历史。为了获取食物，人类总是过度使用自己的身体。

在严酷的环境中，不形成少吃饭、多劳动的节能型身体，人是无法生存下去的。

以适应严酷生活的节能型为基础，将饥饿和**肉体的过度使用**作为基本设定，这就是人体。

然而，现代人的生活方式与这个基本设定背道而驰。

换句话说，现代人的生活方式就是饱食和缺乏运动。

### ◆ 人类第一次摄取的糖质的量

如果狩猎不顺利，或者干旱等原因导致农作物歉收，人类就只能忍受饥饿。

饥饿状态用汽车做比喻就是"缺燃油"了。

为了维持生命活动，我们需要把肝脏和肌肉中保存的糖提取出来用作能量。如果从胰高血糖素、生长激素等激素中提取糖的话，血糖值就会上升。

使血糖值上升的激素有好几种，降低血糖的激素却只有胰岛素一种。从这一点可以清楚地看出，人类的身体设定就是为了应对饥饿。

现代是人类第一次可以大量食用能使血糖值上升的糖质的时代，但是身体跟不上时代的变化。因此，各种不适和疾病频发，连机体衰老也加速了。要让身体恢复正常，就必须执行人体的基本设定——减糖。

# 与血糖值相关的激素

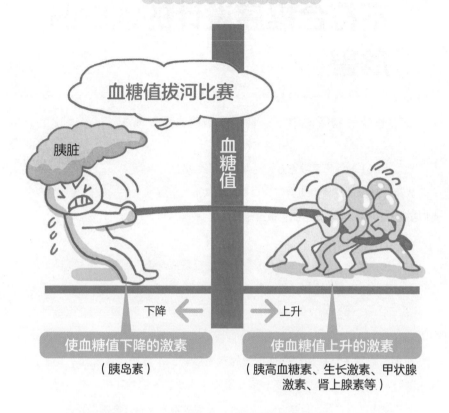

血糖值拔河比赛

胰脏

血糖值

下降 ← | → 上升

使血糖值下降的激素
（胰岛素）

使血糖值上升的激素
（胰高血糖素、生长激素、甲状腺激素、肾上腺素等）

通过使提高血糖水平的激素和降低血糖水平的激素达到平衡，人体可以保持适当的血糖水平。到目前为止，人类一直处于饥饿状态。人体中有很多通过提高血糖值来应对饥饿的激素。但是在现代，让血糖值上升的食物占绝大多数，而且胰岛素也会使脂肪增加，导致发胖。

## Dr. 牧田的小贴士

日本人从饥饿中解放出来，仅仅是近几十年的事。在这短短的一段时间内，糖质的摄入量急剧增加。人类花了250万年完成的饥饿设定，在短短数十年内不可能被改写。人体充满了不能处理的糖质，它们导致肥胖、疾病、身体状况不佳，产生大量加速老化的有害物质——AGE。

# 不符合程序设计的饮食的危害

在漫长的生物历史中，饮食样式被确立了下来

地球上的生物经历了数百万年的漫长进化之路。

为了在严酷的环境中生存下来，生物最关心的还是食物——吃什么，吃多少。他们在进化中确立了对自己而言最理想的原始食物。

对于生物来说，最适合的原始食物不太会轻易被改变，但有一些生物周边的食物环境却已悄然发生了变化。这种变化引起了各种疾病。

### ◆ 错误的食物影响了几代猫

在加利福尼亚结核病研究所工作的弗朗西斯·M.波滕格博士为了实验，切除了猫的肾上腺。令他疑惑的是，同样进行了手术，有的猫死了，有的猫还能存活。为了弄清这个差异，他继续进行调查，发现被喂食原始食物的猫具有很强的生命力。

为此，团队从1932年开始花费了10年时间，用900多只猫做了实验。

在实验中，他们详细设计了食谱的内容，如"生肉&熟肉""生乳&杀菌乳、炼乳、加糖炼乳等"，并分组观察了几代。

想必大家都明白了，实验是将"猫祖祖辈辈吃的食物"和"猫不熟悉的食物"进行对比。

当然，对于猫来说，它们的原始食物是生肉和鲜奶。

吃了生肉和鲜奶的猫是健康的，骨骼结实，牙齿排列良好，毛发丰富，寄生虫也很少，繁殖活动也很活跃，情绪也很稳定。

被喂食了熟肉和杀菌乳的猫，就会有以下各种各样的问题。

□患佝偻病（骨头柔软易变形、不易伸展等症状）。
□幼猫夭折。
□视力下降。
□皮肤病和过敏。
□心脏、甲状腺、肝脏、睾丸等疾病。
□情绪不稳定（雄性老实，雌性脾气暴躁）。

到了第三代，影响越来越大。

出生后未满6个月就死亡的情况有所增加，雄性无精子症较多，即使能够进行生殖活动，也生不出健康的小猫，最后到第四代甚至没有实现繁殖。

◆ 同样的事情也发生在人类身上

在宠物热的日本，宠物中也蔓延着肥胖、糖尿病等和人类一样的健康问题。

提供糖果、面包等人类的食物给宠物自然不可取，如果继续喂食与原始食物相去甚远的食物，一定会损害宠物的健康。

人类的情况亦然。事实上，猫身上出现的种种问题，不正是当代日本人所烦恼的问题吗？

鉴于人类的历史，如果说与原始食物相去甚远，也就是不应该吃的东西，那非糖质莫属了。

话虽如此，也没必要完全断糖。我们只要把握适当的摄入量就可以了。

尽量避免含有大量糖质的食物。感到超重的人可以稍微提高对糖质的警戒水平，尽量减少糖质摄取，尤其应该戒掉的是大量使用砂糖的碳酸饮料和点心。

# 因血糖值波动而不稳定的精神通过减糖可以稳定下来

原本通过激素的作用，血糖值可以控制在一定范围内。

饭后胰岛素会使升高的血糖降低；空腹时血糖值下降，通过肾上腺素、去甲肾上腺素、皮质醇、胰高血糖素、生长激素等激素的作用，血糖值可以保持在适当的水平。

但是，如果每次吃饭都摄取大量糖质的话，饭后血糖值就会急剧上升。

在这种情况下，大量分泌的胰岛素虽然可以降低血糖值，但是接下来为了提高过低的血糖值，人体又会分泌肾上腺素和胰高血糖素等。这样一来，身体会处于应接不暇的状态。

这一系列反应的结果，就是引发血糖值尖峰（第28页）。

#### ◆ 通过减糖调节自主神经

因为自主神经也参与激素的分泌，所以不断分泌相反作用的激素也会导致自主神经紊乱。

原本在自主神经中，让身体活跃的交感神经在白天占主导地位，而到了晚上，让身体放松的副交感神经占主导地位，如此这般游刃有余地切换是最为理想的。

但是，如果发生血糖值尖峰的话，交感神经就会分泌肾上腺素和去甲肾上腺素。这是导致焦躁不安的原因。

践行减糖的饮食生活，饭后就不会引起血糖值的剧烈波动，也就不会引起血糖值尖峰。交感神经也不会为了让血糖值保持在正常范围内而分泌肾上腺素，精神自然能保持安定。

# 血糖值的剧烈波动和激素的作用

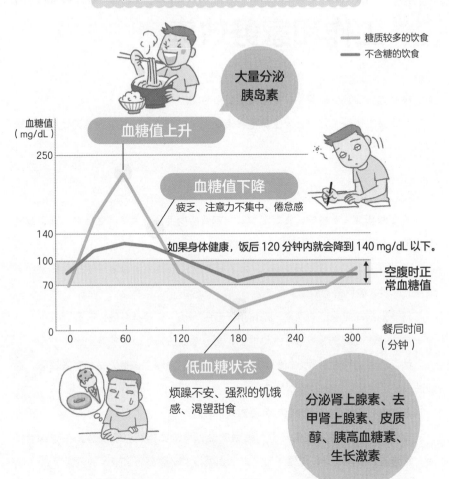

糖质较多的饮食
不含糖的饮食

大量分泌
胰岛素

血糖值
（mg/dL）

血糖值上升

血糖值下降
疲乏、注意力不集中、倦怠感

如果身体健康，饭后 120 分钟内就会降到 140 mg/dL 以下。

250

140

100

70

空腹时正
常血糖值

0

0　　60　　120　　180　　240　　300

餐后时间
（分钟）

低血糖状态
烦躁不安、强烈的饥饿
感、渴望甜食

分泌肾上腺素、去
甲肾上腺素、皮质
醇、胰高血糖素、
生长激素

## Dr. 牧田的小贴士

自主神经紊乱后，不仅会有烦躁和不安
等精神方面的影响，还会头痛、头晕，
以及出现胃酸过多→胃炎、肠蠕动异常
→便秘或腹泻等身体症状。

当血糖值下降时，交感神经会分泌一些
能提高血糖水平的激素（肾上腺素、去
甲肾上腺素等）。尽管血糖值因此上升
了，但随之会出现烦躁不安等低血糖症
状。这是身体的一种警告反应，提醒你
可以吃一些提高血糖值的食物了。

第
3
章
减糖的健康功效～限制糖质摄取，恢复年轻活力

95

# section 3
# 4 减糖能提高睡眠质量、提高工作和家务效率

睡眠是消除身心疲劳、恢复活力的重要时间。

如果晚上能睡个好觉，早上就能神清气爽，白天的工作或学习等活动也会进展顺利。

◆ 糖质过多引发夜间低血糖

晚饭时摄取大量糖质，正好睡觉时血糖值急剧上升，为了降低血糖值而分泌的胰岛素起作用后，又导致血糖值急剧下降。

这就是所谓的"夜间低血糖"。为了提高已经下降的血糖值，这时人体又会分泌肾上腺素、去甲肾上腺素等激素。

这些能提高血糖值的激素，是作用于自主神经、交感神经的兴奋类激素。

原本睡眠时副交感神经占主导地位，身心都应该处于放松状态。

然而交感神经占主导地位时，人就会出现明明睡着了还很兴奋的失衡状态，这又进一步导致我们起床时感到疲劳。

不适当控制糖质，连睡眠都会受影响。

相反，血糖值稳定的情况下，睡眠质量也会得到提高。晚餐选择减糖饮食的话，血糖值会慢慢上升、慢慢下降，人体也就没有必要分泌兴奋类的激素了。

在这种情况下，适合睡眠的副交感神经占主导地位，它能促进恢复精力、大脑重置等睡眠期间本该进行的活动。

# 夜间低血糖的症状

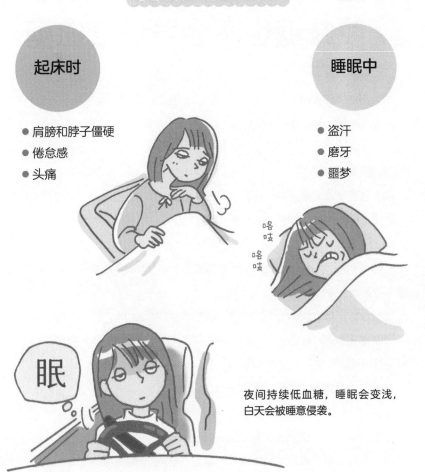

**起床时**

- 肩膀和脖子僵硬
- 倦怠感
- 头痛

**睡眠中**

- 盗汗
- 磨牙
- 噩梦

咯吱 咯吱

眠

夜间持续低血糖，睡眠会变浅，白天会被睡意侵袭。

## Dr. 牧田的小贴士

自主神经由交感神经和副交感神经组成，一方工作的时候，另一方休息，根据情况接力工作，调整内脏机能。交感神经使身体活跃、处于战斗状态。相反，副交感神经会让身体放松。在夜间，副交感神经占主导地位，从而给人带来良好的睡眠。

# 因为肝脏会提供糖，所以即使减糖也不会导致低血糖

有人担心减糖会导致低血糖。但是，人体具备保证血糖值不至于过低的系统。只要你身体健康，就不用担心低血糖。

### ◆ 仅靠血糖是不够的

摄取的糖质被分解成葡萄糖，经肝脏释放到血液中。血液中的葡萄糖被称为血糖。血糖是保证大脑、心脏、肌肉等人体器官和组织正常运转的燃料，最需要血糖的是大脑。

大脑中的神经细胞每小时消耗4 g血糖。此外，血液中携带氧气的红细胞也以血糖为能量，全身每小时需要2 g血糖。

也就是说，光是大脑和红细胞，1小时就要使用6 g血糖。不过，也只有6 g。

为了满足大脑和红细胞所需的血糖，理论上1小时需要6 g的糖质。但即使间隔数小时进食，睡觉时不能摄取糖质，我们也不会出现低血糖。

这是因为我们的肝脏具备补充糖的机制。

### ◆ "糖质分解"和"糖异生"可以防止低血糖

从饮食中摄取的糖质被小肠吸收后作为"糖原"（葡萄糖的集合）储存在肝脏中。分解使用糖原，可以防止血糖下降（糖质分解）。此外，肝脏还可以使用从蛋白质中分解的氨基酸，从甘油三酯中分解的甘油来制造糖（糖异生）。

正因为有了肝脏的"糖质分解"和"糖异生"，才使得我们即使践行减糖饮食，也不会导致血糖过低。

# 即使减糖也不会导致低血糖的身体系统

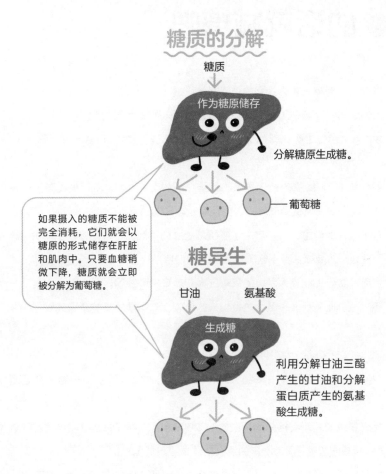

## 糖质的分解

糖质

作为糖原储存

分解糖原生成糖。

葡萄糖

如果摄入的糖质不能被完全消耗，它们就会以糖原的形式储存在肝脏和肌肉中。只要血糖稍微下降，糖质就会立即被分解为葡萄糖。

## 糖异生

甘油　　　氨基酸

生成糖

利用分解甘油三酯产生的甘油和分解蛋白质产生的氨基酸生成糖。

### Dr. 牧田的小贴士

孩子喜欢吃甜食，是因为孩子的糖异生系统还不成熟，需要补充糖分。随着其成长，这一系统会逐步完善。但如果你已经成年了还特别想吃甜食的话，那你可能已经糖质成瘾了。作为应对低血糖的对策，我们没有必要补充糖分。如果你实在想吃点什么的话，那就请尽量吃些低糖的零食吧。

# 限制热量是瘦不了的，想瘦的话就减糖吧

以前，说到减肥首先提到的是限制热量摄入。

人们认为，只要一天之中消耗的热量比摄入的多就能减肥。

以1 g为单位进行比较的话，糖质和蛋白质的热量是4000卡，脂质是9000卡（第50页）。

同样是1 g，脂质的热量是糖质和蛋白质的2倍以上，所以通过限制热量摄入减肥的人认为，只要减少脂质摄入就能有效地限制热量。

基于这样的考虑，人们产生了脂质是肥胖的原因，所以不应该摄取脂质这样的误解，因此比起减糖，减少脂质摄入更为人们所推崇。

然而，实际上能让人发胖的只有三大营养素中的糖质。

通过减少脂质摄入来减少热量摄入的做法，与体重的增减毫无关联。

### ◆ 低脂肪、低热量对减肥毫无意义

"控制热量"是经典的减肥方式，但专家们已经认识到，控制热量是瘦不下来的。

世界权威的《新英格兰医学杂志》（2008年）公布了以322名中度肥胖者为对象、对3种减肥法进行为期2年的调查的结果（下页）。

结果显示，低脂肪饮食中限制热量摄入的小组成绩最差，不限制热量摄入的低碳水化合物小组减肥最成功。

如今，减糖的减肥效果正在逐渐显示出来。

# 低脂肪限制热量、地中海饮食限制热量、低碳水化合物不限制热量3种饮食的减肥效果

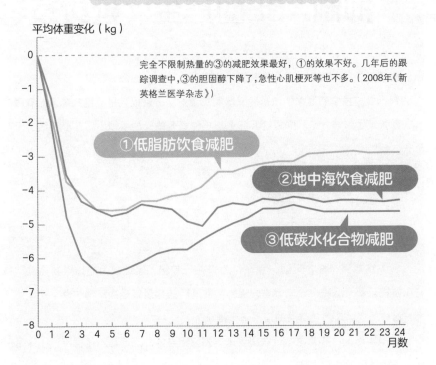

完全不限制热量的③的减肥效果最好，①的效果不好。几年后的跟踪调查中，③的胆固醇下降了，急性心肌梗死等也不多。（2008年《新英格兰医学杂志》）

平均体重变化（kg）

①低脂肪饮食减肥
②地中海饮食减肥
③低碳水化合物减肥

月数

①低脂肪饮食，限制热量

男性每天1800千卡，女性每天1500千卡。30 %的能量来自脂肪，其中10 %来自饱和脂肪酸。

②地中海饮食[1]，限制热量

男性每天1800千卡，女性每天1500千卡。35 %的能量来自脂肪，其中包括30 ~ 45 g橄榄油和5 ~ 7个坚果。

③低碳水化合物饮食，不限制热量

前2个月每天碳水化合物的含量限制在20 g，逐渐增加到120 g[2]。

[1]　地中海饮食是意大利、希腊等地中海沿岸国家的传统饮食，主要有橄榄油、全谷物、蔬菜、水果、豆子、坚果、乳制品、鱼等，也可以加上红酒。

[2]　日本人平均每天摄入200 g以上的碳水化合物。

## Dr. 牧田的小贴士

《新英格兰医学杂志》是一本有200多年历史的综合性医学杂志。它被认为是医学界最权威的顶级期刊。论文的价值取决于刊载它的媒体。在顶级期刊的严格审查（刊载时的审查）中脱颖而出的论文，其可信度有目共睹。

# 通过运动增强肌肉力量可以抑制AGE的产生、延缓衰老

对于上一节中提到的"限制热量无法瘦身"的说明，想必不少人觉得失望吧。

精细管控主食和零食的热量的"限制热量法"一直以来是减肥的常识。有很多人认真尝试了这一方法。知道这实际上是一件毫无意义的事情后，灰心丧气也无可厚非。

然而，还有一个事实也颠覆了以往的减肥常识。

那就是"运动不太能瘦身"。

## ◆ 运动只能瘦一点点

和限制热量一样，运动一直被认为有益于减肥，这是因为通过限制热量来减肥和通过运动来减肥在根本上是一样的。使消耗的热量超过摄取的热量，就能瘦下来，这样的误解让消耗热量的运动备受推崇。

然而实际上，要想通过运动瘦下来，需要相当大的运动量。不得不说，这是一种效率相当低的减肥方法。

## ◆ 通过运动增强肌肉力量可以延缓衰老

选择运动作为瘦身的方法不是最明智的，但这并不意味着运动对健康无益。运动给健康带来的好处中，首先要提到的是延缓衰老。

肌肉有储存糖的作用，肌肉发达的人能摄取糖来降低血糖值。这样一来就可以减少AGE的产生。此外，如下页所示，运动还具有其他各种有益健康之处。

# 运动对健康的影响

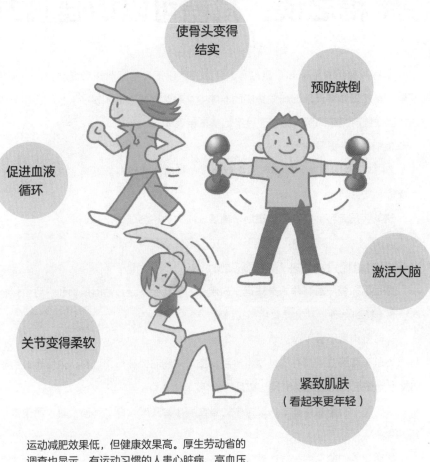

使骨头变得
结实

预防跌倒

促进血液
循环

激活大脑

关节变得柔软

紧致肌肤
（看起来更年轻）

运动减肥效果低，但健康效果高。厚生劳动省的调查也显示，有运动习惯的人患心脏病、高血压、骨质疏松症、肥胖、结肠癌等疾病的概率和死亡率较低。

## Dr. 牧田的小贴士

肌肉力量训练的目的之一是让血糖池变大。锻炼胸部和腹部、大腿等大块肌肉可以有效增加血糖池的容量。我们在第145页中介绍了和减糖配套的建议大家实践的肌肉训练方法。

# 减糖会导致肌肉量减少是无稽之谈，减糖可以增强肌力

虽然减糖能立竿见影，但也有人认为突然瘦下来的话肌肉量会减少，不是件好事。尤其是体育俱乐部和健身房的教练中抱有这样想法的人很多。他们会指导大家，因减糖而减少的肌肉量要通过锻炼来重新获取。

他们的理由是这样的：

"人体如果没有摄入糖质，肌肉就会代替糖质作为燃料被燃烧。这样一来，肌肉量就会减少。"

这其实是无稽之谈。即使限制了糖质，肌肉也不会成为燃料。

### ◆ 肌肉的消耗只发生在万不得已之时

停止摄入糖质后，作为身体运作的燃料的糖就会不足，这时肌肉和肝脏中储存的糖原（糖的一种）就会作为燃料被消耗。

此时肌肉量不会下降。

当肌肉和肝脏中储存的糖原用尽后，接下来脂肪会被用作燃料，人体含有的脂肪量十分充足，完全可以维持几个月的消耗。

等到终于把脂肪用完了，肌肉中的蛋白质才会变成燃料，到那个时候肌肉量才会下降。

然而，我们的身体很难达到这种状态。大概只有在山里遇难、陷入什么吃的也没有的紧急事态时，才会出现这种罕见状态。

在正常减糖状态下，你的身体不会被逼到要消耗肌肉量的地步。

### ◆ 瘦了可以增加运动量

大家完全不必担心减糖会导致肌肉量减少。

不仅如此，因为减糖瘦下来，我们的肌肉力量反而会得到提高。

当体重下降、身体变轻时，身体运动就会变得轻松起来。你或许会产生积极运动的想法，比如从乘电梯改为走楼梯、上下班走一站路、开始体育活动等。

如果能轻松运动，坚持也就不觉得辛苦。就像减糖很轻松，所以可以坚持下去一样，运动一旦轻松起来，就很容易坚持下去，最终你的肌肉力量就会得到增强。

哪怕面对再严格的肌肉训练，瘦一点也比胖一点更有利于锻炼。

瘦一点可以减轻关节负担，不用担心受伤，可以进行比肥胖时负荷更高的运动。从结果来看，这有效地增强了肌肉力量。

## 身体没有摄入作为燃料的糖质时的燃料供应方法

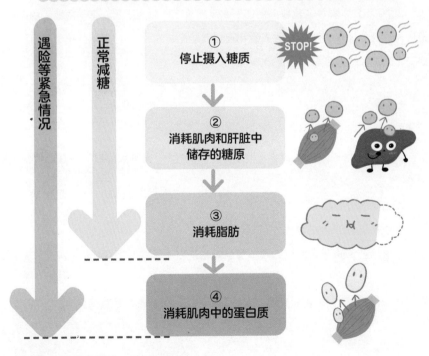

正常减糖时会消耗脂肪，不会消耗肌肉中的
蛋白质。

# 皱纹和斑点的元凶是AGE，抗AGE的万全对策

年轻人笑的时候，眼角也会出现皱纹，只不过它会马上恢复平整。

但是，随着年龄的增长，皱纹从眼角开始逐渐被刻印在脸上，不再消失。

很多女性选择放弃希望，觉得年纪大了没办法。但我想任何女性都希望减少皱纹、保持年轻吧。

## ◆ 抗 AGE 成分让肌肤保持年轻.

在很长一段时间内，我们都不知道皮肤为什么会出现皱纹。但经过各种各样的研究，我们发现，这是皮肤表皮和真皮中出现的AGE造成的。

2007年，世界著名化妆品制造商欧莱雅旗下的研究所发表了一项惊人的研究报告，称只要加入抑制AGE的药物和蓝莓就能抑制皱纹。〔感兴趣的读者可以阅读拙著《医生教的美容术》（主妇之友社）〕

在人们发现AGE是肌肤老化的元凶后，延缓衰老的方法也随之明确起来。

## ◆ 对抗 AGE 的 3 种措施

为了防止出现皱纹和斑点，保持肌肤年轻态，你可以尝试以下3项抗AGE对策：

①避开紫外线。

②选择抗AGE的护肤化妆品。

③不摩擦或按压，如无必要不随意触碰皮肤（皱纹会出现在皮肤经常移动的地方）。

做到这3点，就能延缓衰老。当然，抗AGE对策的基础是减糖饮食。

# 保持年轻肌肤的抗AGE对策

**1**
·············
避免紫外线。

紫外线会增加 AGE。
紫外线对皮肤的损害被称为光老化，臭氧层的破坏增加了光老化的风险。
使用防晒霜、遮阳伞、帽子来阻挡紫外线。

**2**
·············
选择抗 AGE 的护肤化妆品。

有效成分如下。使用后 40 天左右就能切实感受到效果。

- 蓝莓（蓝莓提取物）
- 银杏叶
- 洋车前草种子
- 红茶果壳
- 珊瑚草
- 七叶树
- 鱼腥草
- 洋山楂
- 肌肽
- 儿茶素
- 维生素 C
- 磷酸吡哆胺

**3**
·············
不摩擦或按压，不给肌肤造成物理性刺激。

- 按摩只会对皮肤造成负担，所以不行。
- 美容仪和美容院也不行。
- 洗脸后不要用毛巾擦，要用毛巾轻轻地按住皮肤吸水。
- 绝对不能使用药剂强行剥离皮肤表皮。

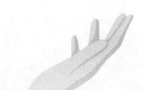

# 以减糖饮食为大前提

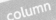

# 蛋白质来自牧草饲养的动物或天然鱼

不被流行的话题所迷惑
挑选确实对身体好的食品

世界卫生组织（WHO）指出，火腿、香肠、培根等加工肉类具有致癌性。虽然大家会觉得加工肉类中添加剂多，理所当然具有致癌性，但包装起来卖的生肉又真的安全吗？

为了防霉、抗菌、保持饲料品质，日本指定了150多种饲料添加剂。此外，饲料原料基本依赖进口，其中还包括了转基因作物。无论哪个国家都制定了指定的安全性标准，符合标准的才是可以放心的饲料。

然而，饮食对健康的影响并不能立刻被发现。椰子油一开始被认为对健康有益，后来才被专家怀疑具有致癌性。

◆ 在自然条件下饲养的动物

避免选择评价尚不确定的新事物，选择没有人工干预的自然状态下的食物会让人更安心。

比如肉类，比起加工品，包装的生肉更好，包装的生肉中牧草饲养的动物的肉更好。

草饲是"grass = 牧草"和"fed = 饲养"的意思，是指以放养和喂食优质牧草的方式来饲养家畜。除了肉，还有牛奶、黄油等。

鱼的话不要选择养殖鱼，要选择天然鱼，并选择产生AGE较少的烹调方法，如生食。

此外，尽管所谓有益于人体健康的食品层出不穷，但请不要被突然出现的话题性说法所左右，不要被潮流所左右，一定要冷静地对待食物。

# 践行减糖、减 AGE
## ~关于吃法与健康的新常识

# 第 4 章
section 4

# 对于现代人来说，适当的糖质摄取量是多少？

过量摄入糖质之所以对人体不利，是因为它会导致百病之源——肥胖，产生加速衰老的AGE。

每个人都会衰老，我们也不能完全排除疾病的风险。但我们已经很清楚，过量摄入糖质会使疾病风险上升，加速衰老。

正因为如此，只要你能适当控制摄取糖质的量，就能永葆不生病的身体、年轻的身体。

碳水化合物是含有大量糖质的代表，比如一碗米饭（150 g）和一碗乌冬面中含有超过50 g的糖质，这个量是十几块方糖的量！

另外，150 g牛排的糖质是3 g左右。人们普遍认为富含脂质的肉类会使人发胖，但其实发胖的原因是糖质。比起米饭和乌冬面，牛排是不会发胖的菜品。

在减糖方面，不需要考虑太复杂的问题。减少主食，增加菜肴。除此之外只要享受饮食、获得饱腹感，就能切切实实地达到瘦身的效果。

◆ 根据体形把握适当的糖质摄取量

不同体形所需要的糖质摄取量，可以参考第26页的"牧田式BMI标准（按年龄）"。

□超过目标BMI的人 ➡ 略胖

…将糖质降到60 g以下。

□目标BMI范围内的人 ➡ 合理

…男性120 g以下。

…女性110 g以下。

请按照以上标准摄取糖质！

# 食品含糖量一览表

〔(《修订版 糖质含量手册》(新星出版社)、《日本食品标准成分表2020年版(八订)》(文部科学省))

| 食品 | | 含量 | 糖质含量 |
|---|---|---|---|
| **主食** | | | |
| 米饭 | 白米饭(煮饭后) | 100 g | 36.1 g |
| | 糙米(煮饭后) | 100 g | 35.6 g |
| | 握寿司 | 1贯 | 7.3 g |
| | 饭团 | 100 g | 39.3 g |
| | 意大利炖饭(芝士) | 米50 g | 43.9 g |
| | 蛋包饭 | 一餐135 g | 59.2 g |
| | 炒饭 | 一餐180 g | 68.1 g |
| | 亲子盖饭 | 一餐200 g | 82.5 g |
| | 牛肉盖饭 | 一餐200 g | 84.5 g |
| | 猪排盖饭 | 一餐200 g | 86.6 g |
| | 天妇罗盖饭 | 一餐200 g | 91.1 g |
| | 牛肉咖喱 | 一餐180 g | 87.9 g |
| 面条 | 笸箩荞麦面 | 煮荞麦面180 g | 50.5 g |
| | 天妇罗荞麦面 | 煮荞麦面180 g | 60.8 g |
| | 笸箩乌冬面(芝麻酱汁) | 煮乌冬面200 g | 53.6 g |
| | 天妇罗乌冬面 | 煮乌冬面200 g | 59.2 g |
| | 冷素面·过水面 | 手打煮面225 g | 64.7 g |
| | 酱汁炒面 | 蒸中国面条150 g | 62.8 g |
| | 猪骨拉面 | 中国面条110 g | 66.1 g |
| | 中华冷面 | 中国面条110 g | 79.4 g |
| | 肉酱意大利面 | 煮意大利面200 g | 68.3 g |
| 面包 | 面包(8片) | 45 g | 20.0 g |
| | 面包(6片) | 60 g | 26.6 g |
| | 羊角面包 | 30 g | 12.7 g |
| | 馕 | 75 g | 34.2 g |
| 其他主食 | 粉丝 | 30 g | 25.6 g |
| | 水果燕麦片 | 40 g | 27.7 g |
| | 原味玉米片 | 40 g | 32.4 g |
| | 牛肉粉 | 50 g | 39.5 g |
| | 脆皮混合比萨 | 脆皮63 g | 34.4 g |
| **主菜** | | | |
| 鱼 | 烤干竹荚鱼 | 干货50 g | 0.1 g |
| | 烤沙丁鱼配鳕鱼子 | 沙丁鱼明太子70 g | 0.7 g |
| | 烤沙丁鱼干配米林酒 | 甜料酒干30 g | 4.9 g |
| | 盐烤秋刀鱼 | 130 g | 0.1 g |
| | 烧柳叶鱼 | 柳叶鱼60 g | 0.3 g |
| | 烤盐渍鲑鱼 | 盐渍鲑鱼80 g | 0.1 g |
| | 烤鳗鱼 | 烤鱼片70 g | 2.2 g |
| | 照烧黄尾鱼 | 黄尾鱼80 g | 6.3 g |
| | 油炸白鱼 | 白鱼70 g | 8.6 g |
| 其他鱼、贝类、加工品 | 煮熟大虾(沙拉用) | 60 g | 0 g |
| | 雪蟹(水煮) | 40 g | 0 g |
| | 蛤蜊(酒蒸) | 40 g | 0.8 g |
| | 牡蛎 | 120 g | 5.6 g |
| | 鲑鱼子 | 10 g | 0.8 g |
| | 金枪鱼薄片(水煮罐头) | 20 g | 0.7 g |
| | 鱼肉山芋饼 | 30 g | 3.4 g |
| 生鱼片 | 金枪鱼(红肉) | 40 g | 0.6 g |
| | 鲷鱼 | 40 g | 0.7 g |
| | 竹荚鱼(碎切) | 50 g | 1.6 g |
| | 鲣鱼(碎切) | 60 g | 2.4 g |
| | 乌贼 | 30 g | 0.6 g |
| | 幼鰤鱼 | 40 g | 0.7 g |
| | 醋腌青花鱼 | 40 g | 1.3 g |
| | 扇贝柱 | 36 g | 1.9 g |
| 牛肉 | 牛排(里脊肉) | 日产肩部里脊100 g | 1.9 g |
| | 牛排(菲力) | 日产菲力100 g | 4.0 g |
| | 烤牛肉 | 日产牛腿肉70 g | 2.2 g |
| | 牛肉汉堡 | 牛肉末100 g | 9.7 g |

| 食品 | | 含量 | 糖质含量 |
|---|---|---|---|
| 主菜 | | | |
| 猪肉 | 猪扒 | 猪里脊肉80 g | 1.7 g |
| | 猪肉生姜烧 | 猪肩里脊肉80 g | 6.3 g |
| | 生青椒夹肉丸 | 混合肉馅（猪7：牛3）40 g | 13.7 g |
| | 煎饺 | 猪肉末50 g | 17.2 g |
| | 涮猪肉沙拉 | 猪里脊肉75 g | 4.1 g |
| | 日式包菜卷 | 混合肉馅（猪7：牛3）50 g | 14.5 g |
| | 炸猪排 | 猪里脊肉100 g | 10.0 g |
| | 咕咾肉 | 猪肩肉80 g | 25.5 g |
| 鸡肉 | 照烧鸡肉 | 仔鸡大腿80 g | 4.2 g |
| | 蒸鸡 | 仔鸡鸡脯肉80 g | 6.4 g |
| | 棒棒鸡 | 仔鸡胸肉80 g | 7.3 g |
| | 奶油炖菜 | 仔鸡大腿80 g | 25.0 g |
| | 炸鸡块 | 仔鸡腿肉80 g | 4.7 g |
| 其他肉类、加工品 | 羊排 | 羊里脊肉80 g | 2.3 g |
| | 嫩煎维也纳香肠 | 香肠50 g | 3.5 g |
| 蛋 | 煮鸡蛋 | 鸡蛋50 g | 0.2 g |
| | 煎蛋 | 鸡蛋100 g | 1.1 g |
| | 培根鸡蛋 | 鸡蛋50 g | 0.2 g |
| | 厚煎鸡蛋 | 鸡蛋50 g | 3.2 g |
| 大豆制品 | 木棉豆腐 | 150 g | 1.8 g |
| | 绢豆腐 | 150 g | 2.5 g |
| | 油炸豆腐 | 15 g | 0 g |
| | 纳豆 | 50 g | 2.7 g |
| | 豆浆（无糖） | 200 g | 5.8 g |
| | 麻婆豆腐 | 木棉豆腐120 g | 6.3 g |
| 副菜 | | | |
| 沙拉 | 凉拌卷心菜沙拉 | 包菜60 g | 4.4 g |
| | 通心粉沙拉 | 通心粉（煮）20 g | 8.0 g |
| | 土豆沙拉 | 土豆50 g | 10.1 g |
| | 海鲜沙拉 | 乌贼、虾、章鱼各20 g | 1.4 g |
| 黄绿色蔬菜 | 凉拌菠菜 | 菠菜60 g | 0.6 g |
| | 凉拌秋葵 | 秋葵35 g | 0.8 g |
| | 蛋黄酱拌西蓝花 | 西蓝花60 g | 0.8 g |
| | 生菜 | 25 g | 0.3 g |
| | 胡萝卜 | 48 g | 3.2 g |
| | 小番茄 | 58 g | 3.4 g |
| | 西红柿 | 145 g | 5.3 g |
| | 红辣椒（红色） | 126 g | 7.1 g |
| | 南瓜 | 80 g | 13.7 g |
| 淡色蔬菜 | 炒卷心菜 | 包菜100 g | 4.8 g |
| | 醋拌黄瓜和裙带菜 | 黄瓜50 g | 3.5 g |
| | 炒豆芽 | 豆芽100 g | 1.6 g |
| | 烤茄子 | 茄子80 g | 2.9 g |
| | 炖萝卜 | 萝卜80 g | 5.4 g |
| | 牛蒡炖牛肉 | 牛蒡50 g | 8.4 g |
| | 煮玉米 | 125 g | 17.2 g |
| | 生洋葱 | 100 g | 7.1 g |
| | 大葱 | 100 g | 6.0 g |
| | 生姜 | 15 g | 0.7 g |
| | 生蒜 | 5 g | 1.1 g |
| 薯类 | 红烧魔芋 | 板魔芋80 g | 2.7 g |
| | 德国薯条 | 土豆60 g | 11.2 g |
| | 烤红薯 | 红薯80 g | 21.4 g |
| 海藻、菌类 | 生裙带菜 | 10 g | 0.2 g |
| | 烤海苔 | 2 g | 0.2 g |
| | 醋渍水云藻（加盐/不加盐） | 40 g | 0.3 g |
| | 羊栖菜炖菜 | 干燥羊栖菜7 g | 5.3 g |
| | 香菇（生） | 30 g | 0.4 g |
| | 煎蘑菇 | 口蘑80 g | 1.2 g |

| 食品 | | 含量 | 糖质含量 |
|---|---|---|---|
| **副菜** | | | |
| 味噌汤、汤 | 豆腐滑子菇味噌汤 | 木棉豆腐30 g | 3.1 g |
| | 鱼露汤 | 红鲷鱼15 g | 0.7 g |
| | 鸡蛋汤 | 鸡蛋25 g | 2.3 g |
| | 蔬菜通心粉汤 | 番茄水煮50 g | 12.3 g |
| **其他食品** | | | |
| 乳、乳制品 | 牛奶 | 乳脂3.8 %200 mL | 9.6 g |
| | 低脂牛奶 | 乳脂1.0 %200 mL | 11.0 g |
| | 酸奶 | 100 g | 4.9 g |
| | 加糖酸奶 | 100 g | 11.9 g |
| | 卡芒贝尔奶酪 | 22 g | 0.2 g |
| | 奶油芝士 | 18 g | 0.4 g |
| 水果 | 牛油果 | 20 g | 0.1 g |
| | 生蓝莓 | 50 g | 4.8 g |
| | 草莓 | 50 g | 3.6 g |
| | 甜瓜 | 50 g | 4.9 g |
| | 葡萄 | 50 g | 4.5 g |
| | 猕猴桃 | 50 g | 5.5 g |
| | 苹果 | 50 g | 7.1 g |
| | 温州橘子 | 70 g | 7.8 g |
| | 西瓜 | 100 g | 9.2 g |
| | 香蕉 | 50 g | 10.7 g |
| 坚果、巧克力 | 杏仁（调味） | 10 g | 1.0 g |
| | 腰果（调味） | 10 g | 2.0 g |
| | 澳洲坚果（调味） | 10 g | 0.6 g |
| | 巧克力板（牛奶） | 10 g | 5.1 g |
| 日式点心、西点 | 樱饼（关东风） | 67 g | 34.6 g |
| | 蛋糕 | 40 g | 25.1 g |
| | 丸子串（红豆馅） | 70 g | 31.1 g |
| | 铜锣烧 | 73 g | 40.6 g |
| | 牡丹饼（豆沙馅） | 100 g | 42.2 g |
| | 豆大福 | 85 g | 42.8 g |
| | 鲷鱼烧 | 126 g | 58.7 g |
| | 白玉红豆汤 | 红豆汤180 mL | 59.0 g |
| | 奶油布丁 | 80 g | 11.8 g |
| | 泡芙 | 100 g | 25.3 g |
| | 酥饼 | 95 g | 35.5 g |
| | 苹果派 | 110 g | 34.6 g |
| **酒类饮品** | | | |
| 酒类饮品 | 威士忌（加水） | 威士忌30 mL | 0 g |
| | 罐装乌龙碳酸酒 | 350 mL | 0 g |
| | 烧酒（加冰块） | 50 mL | 0 g |
| | 白兰地 | 30 mL | 0 g |
| | 红酒 | 100 mL | 1.5 g |
| | 白葡萄酒 | 100 mL | 2.0 g |
| | 日本酒 | 100 mL | 4.9 g |
| | 啤酒 | 350 mL | 10.9 g |
| | 发泡酒 | 350 mL | 12.6 g |

## Dr. 牧田的小贴士

参考糖质含量一览表，测算一下一天的糖质摄取量吧。没想到还是有很多东西可以吃的吧。要控制糖质，基本上把主食变成配菜就可以了。因此，任何人都可以轻松地、无压力地尝试，并切实地感受到效果。

# 阻碍减糖的NG食品和替代食品

减糖不仅有利于减肥，对预防衰老、促进健康也有效果。

不过，虽说要减糖，但并不是每个人都需要严格限制糖质摄入。

减多少糖因体形而异。根据BMI数值，摄取一定量的糖质是没有问题的（参照上一节）。

## ◆ 最大的好处是稳定血糖值

很多人认为减糖只是一种瘦身方法。减糖确实很容易让人瘦下来，但减糖最大的目的是稳定血糖值。

血糖值剧烈波动对身心都有很大影响。为了控制血糖值、保持身心健康，我们有必要控制摄入与血糖值波动密切相关的糖质。

因此，即使那些无须严格控制BMI数值进行减糖的人，我也希望你在日常生活中养成减糖的习惯，毕竟糖质有成瘾性。

## ◆ 巧妙利用替代食品

糖质较多的食物要尽可能不摄入，但以其他食物代替是没有问题的。

我十分推荐大家积极摄入替代食品。有了替代食品，压力就有了退路，这也是减糖的好处。

摄取了替代食品，就不会有"我不能吃"的压力，这不仅可以获得饱腹感，还能获得满足感，又能持续稳定身体的血糖值。

# NG食品和替代食品

**甜饮料**
罐装咖啡、碳酸饮料、运动饮料、含果汁的蔬菜汁。

→

改成红茶、绿茶和黑咖啡。

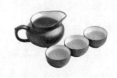

**甜点**
添加大量白砂糖的点心和蛋糕。

→

蜂蜜、少糖的高可可含量的巧克力。

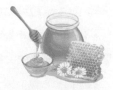

**水果**
水果中的果糖很容易使人变胖。

→

有嚼劲的坚果能带给你极大的满足感。

**碳水化合物**
白米饭、面包、面条。

→

多吃肉和鱼。

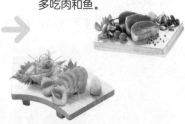

尤其要注意避免习惯性饮用罐装咖啡、含果汁的蔬菜汁等看起来对身体有益的东西。

第 4 章 践行减糖、减 AGE ～ 关于吃法与健康的新常识

115

# 确认一下各种食物中造成人体老化的AGE的含量吧

过量的糖质和蛋白质会结合形成AGE。通过控制糖质摄入量，可以抑制AGE在人体内的生成。

可是，食物中原本就含有AGE，我们无法做到完全阻挡AGE进入体内。AGE是以"KU"为单位来表示的，1天的AGE摄入量控制在7000 KU以内是没有问题的。具体数值可以参考下一页的表格。

◆ **要特别注意和糖质的关系**

从减糖的观点来看，要尽可能避免吃白米饭。但从AGE的角度来看，白米饭又是AGE含量最少的主食。

糖质的摄入量取决于BMI值（第110页），只要将白米饭的摄入量控制在相应范围内，就可以做到减糖、控制AGE摄入两不误。同样作为主食的面包和百吉饼等，只要不烤着吃，AGE的摄入量也可以得到控制。

肉和鱼、贝类中的AGE含量稍多，加热后AGE会进一步增多。如果你很在意衰老的问题，可以选择尽量生吃海鲜。

因为糖质含量少，所以奶酪经常作为减糖时的首推零食。不过，奶酪在熟化时会产生AGE。如果你想用奶酪作为替代零食，最好用干酪、奶油、马苏里拉等未熟化的奶酪。

糖质含量几乎为零的鸡蛋，根据烹调手法，AGE产生量会有变化。煎蛋等用油加热烹调时，AGE会增加。而煮鸡蛋和温泉鸡蛋等可以将AGE含量控制在较低水平，兼顾了减糖和控制AGE。

假如某一天大量摄入了AGE，多花几天时间调整，保证每日平均值在合理范围内就可以了。不以一天为单位，以几天为单位进行调整，这和调节糖质摄入的原理是一致的。

# 食品中AGE含量

〔《修订版 不老的人都吃这个》（新星出版社）、西奈山伊坎医学院研究人员调查了549种食品的AGE含量、主食一览表、《用数字告诉你永葆青春的饮食AGE数据手册》（AGE研究协会）〕

| 食品名 | | AGE含量 |
|---|---|---|
| 高碳水化合物食品 | 白米饭 | 9 KU ／ 100 g |
| | 面包（中心部分） | 7 KU ／ 30 g |
| | 面包（中心部分为吐司） | 25 KU ／ 30 g |
| | 面包（耳朵） | 11 KU ／ 5 g |
| | 面包（吐司耳朵） | 36 KU ／ 5 g |
| | 意大利面（煮8分钟） | 112 KU ／ 30 g |
| | 百吉 | 32 KU ／ 30 g |
| | 百吉饼 | 50 KU ／ 30 g |
| | 薄饼 | 679 KU ／ 30 g |
| | 华夫 | 861 KU ／ 30 g |
| | 玉米片 | 70 KU ／ 30 g |
| | 土豆（煮25分钟） | 17 KU ／ 100 g |
| | 薯条（自制） | 694 KU ／ 100 g |
| | 薯条（快餐） | 1522 KU ／ 100 g |
| | 甘薯 | 72 KU ／ 100 g |
| | 玉米片 | 151 KU ／ 30 g |
| | 薯片 | 865 KU ／ 30 g |
| | 饼干（手工制作） | 865 KU ／ 30 g |
| | 爆米花 | 40 KU ／ 30 g |
| | 糖（上白糖） | 0 KU ／ 5 g |
| 鸡胸肉（无皮） | 生肉 | 692 KU ／ 90 g |
| | 煮（1小时） | 1011 KU ／ 90 g |
| | 烘烤（15分钟） | 5245 KU ／ 90 g |
| | 油炸（8分钟） | 6651 KU ／ 90 g |
| | 微波炉加热（5分钟） | 1372 KU ／ 90 g |
| 鸡胸肉（带皮） | 炸鸡排（炸25分钟） | 8965 KU ／ 90 g |
| | 烘烤（45分钟） | 5418 KU ／ 90 g |
| | 鸡块 | 7764 KU ／ 90 g |
| 猪肉 | 猪骨里脊肉（烤7分钟） | 4277 KU ／ 90 g |
| | 烤猪肉 | 3190 KU ／ 90 g |
| 牛肉、肉末、肉加工品 | 生牛肉 | 707 KU ／ 100 g |
| | 煮牛肉 | 2657 KU ／ 100 g |
| | 煎牛肉 | 10 058 KU ／ 100 g |
| | 牛肉汉堡肉饼（炸6分钟） | 2375 KU ／ 90 g |
| | 牛肉汉堡（快餐） | 4876 KU ／ 90 g |
| | 烤牛肉 | 5464 KU ／ 90 g |
| | 法兰克福香肠（牛肉，煮7分钟） | 6736 KU ／ 90 g |
| | 香肠（猪肉，微波炉加热1分钟） | 5349 KU ／ 90 g |
| | 培根（猪肉，微波炉加热3分钟） | 1173 KU ／ 13 g |
| | 火腿 | 2114 KU ／ 90 g |
| | 猪肉（炒7分钟） | 4752 KU ／ 100 g |

| 食品名 | | AGE含量 |
|---|---|---|
| 鱼类 | 鲑鱼（生） | 502 KU / 90 g |
| | 鲑鱼（炸10分钟） | 1348 KU / 90 g |
| | 烟熏三文鱼 | 515 KU / 90 g |
| | 金枪鱼（生） | 705 KU / 90 g |
| | 金枪鱼（烤25分钟） | 827 KU / 90 g |
| | 金枪鱼（用酱油浸泡后烤10分钟） | 4602 KU / 90 g |
| | 金枪鱼（油罐头） | 1566 KU / 90 g |
| | 虾（腌制） | 903 KU / 90 g |
| | 虾（腌好烧烤） | 1880 KU / 90 g |
| | 竹荚鱼（生） | 484 KU / 100 g |
| | 酒蒸蛤仔 | 1307 KU / 150 g |
| | 牡蛎（油渍） | 940 KU / 300 g |
| | 裙带菜（生） | 13 KU / 20 g |
| 蔬菜 | 西蓝花（煮） | 226 KU / 100 g |
| | 胡萝卜（生） | 10 KU / 100 g |
| | 洋葱（生） | 36 KU / 100 g |
| | 西红柿（生） | 23 KU / 100 g |
| | 生姜（生） | 49 KU / 10 g |
| 水果、坚果类等 | 鳄梨 | 473 KU / 30 g |
| | 香蕉（生） | 9 KU / 100 g |
| | 哈密瓜（生） | 20 KU / 100 g |
| | 苹果（生） | 13 KU / 100 g |
| | 苹果（烤） | 45 KU / 100 g |
| | 葡萄干 | 36 KU / 30 g |
| | 无花果干 | 799 KU / 30 g |
| | 橄榄 | 501 KU / 30 g |
| | 杏仁（烤） | 1955 KU / 30 g |
| | 腰果（烤） | 2942 KU / 30 g |
| 蛋类 | 蛋黄（煮10分钟） | 182 KU / 15 g |
| | 蛋黄（煮12分钟） | 279 KU / 15 g |
| | 蛋白（煮10分钟） | 13 KU / 30 g |
| | 蛋白（煮12分钟） | 17 KU / 30 g |
| | 鸡蛋（煎蛋） | 1237 KU / 45 g |
| | 煎蛋卷（用橄榄油煎） | 101 KU / 30 g |
| | 炒蛋（用橄榄油煎） | 73 KU / 30 g |
| | 荷包蛋（煮5分钟） | 27 KU / 30 g |
| 豆腐 | 豆腐（生） | 709 KU / 90 g |
| | 豆腐（煮） | 565 KU / 90 g |
| | 豆腐（油炒） | 3477 KU / 90 g |
| 乳制品 | 牛奶 | 12 KU / 250 mL |
| | 牛奶（无脂肪） | 1 KU / 250 mL |
| | 牛奶（无脂肪，微波炉加热3分钟） | 86 KU / 250 mL |
| | 黄油 | 1324 KU / 5 g |
| | 人造黄油（植物油） | 876 KU / 5 g |
| | 酸奶 | 10 KU / 250 mL |

| 食品名 | | AGE含量 |
|---|---|---|
| 乳制品 | 香草冰激凌 | 88 KU / 250 mL |
| | 美国加工干酪 | 2603 KU / 30 g |
| | 美国加工干酪（低脂） | 1425 KU / 30 g |
| | 蓝干酪 | 1679 KU / 30 g |
| | 干酪 | 1744 KU / 120 g |
| | 奶油干酪 | 3265 KU / 30 g |
| | 切达干酪 | 1657 KU / 30 g |
| | 菲达干酪 | 2527 KU / 30 g |
| | 马苏里拉干酪 | 503 KU / 30 g |
| | 帕尔马干酪 | 2535 KU / 15 g |
| | 瑞士加工干酪 | 1341 KU / 30 g |
| 副食 | 意大利面沙拉 | 935 KU / 100 g |
| | 通心粉和奶酪（烤） | 4070 KU / 100 g |
| | 比萨 | 6825 KU / 100 g |
| | 奶酪三明治（烤） | 4333 KU / 100 g |
| 汤 | 牛肉汤 | 1 KU / 250 mL |
| | 鸡肉汤 | 3 KU / 250 mL |
| | 蔬菜汤 | 3 KU / 250 mL |
| 调味料 | 番茄酱 | 2 KU / 15 mL |
| | 芥末 | 0 KU / 15 mL |
| | 酱油 | 9 KU / 15 mL |
| | 醋 | 6 KU / 15 mL |
| | 白葡萄酒醋 | 6 KU / 15 mL |
| | 蛋黄酱 | 470 KU / 5 g |
| | 特级初榨橄榄油 | 502 KU / 5 mL |
| | 香油 | 1084 KU / 5 mL |
| | 菜籽油 | 451 KU / 5 mL |
| | 花生酱 | 2255 KU / 30 g |
| | 法式调味汁（轻食） | 0 KU / 15 mL |
| | 意式调味汁（轻食） | 0 KU / 15 mL |
| | 凯撒沙拉用调味汁 | 111 KU / 15 mL |
| | 千岛酱 | 28 KU / 15 mL |
| 饮料、酒 | 可可（加糖） | 656 KU / 250 mL |
| | 可可（不加糖） | 511 KU / 250 mL |
| | 苹果汁 | 5 KU / 250 mL |
| | 橙汁（瓶装） | 14 KU / 250 mL |
| | 蔬菜汁 | 5 KU / 250 mL |
| | 咖啡（保温1小时） | 34 KU / 250 mL |
| | 速溶咖啡 | 12 KU / 250 mL |
| | 咖啡（滴落式） | 4 KU / 250 mL |
| | 咖啡（加牛奶） | 17 KU / 250 mL |
| | 咖啡（加糖） | 19 KU / 250 mL |
| | 可乐 | 16 KU / 250 mL |
| | 红茶 | 5 KU / 250 mL |
| | 葡萄酒 | 28 KU / 250 mL |

# 添加剂和高温烹调会降低人体免疫力、增加AGE

现在，人类之所以苦于各种疾病和身体不适，糖质是其中一大原因。

在人类历史上，我们从未接触过如此多的糖质。

人体无法正确处理超常含量的糖质，这使得人们饱受肥胖、体内糖化、AGE产生、癌症、动脉硬化和糖尿病等疾病的折磨。这些都是"文明病"。

虽然减少糖质摄入能切实改善身体状况，但除糖质外，我们的日常生活中充斥着防腐剂、着色剂、合成调味料、香料等化学物质（添加剂），它们同样是人体免疫系统所意料不到的物质。

自然界原本不存在、我们的祖先没有食用过的东西，最好不要摄入体内。而且，有些化学物质也被指出具有致癌性。避免摄入是最稳妥的办法。

### ◆ 高温烹调会增加 AGE

保持免疫力、抑制AGE，除了要避免糖质和非自然的化学物质外，还要讲究烹调方法。

烹调方法中，最容易增加AGE的就是高温烹调。温度越高、时间越长，AGE增加越多。

如果可以，我建议尽量生吃。一定要加热后才可食用的，可以选择低温快速烹调。具体来说，选择"焯、煮、蒸"中任意一种都是可以的。

"焯"和"煮"有什么区别呢？"焯"是指将食材放入开水中，用火稍微加热。而"煮"是将食材放入加了调味料的开水中，边用火加热边调味。

用水进行烹调的话，温度再高也不过100摄氏度，不会像用油烹调那样达到极高的温度，也就不会产生大量的AGE。

# 低温快速烹调不会增加AGE

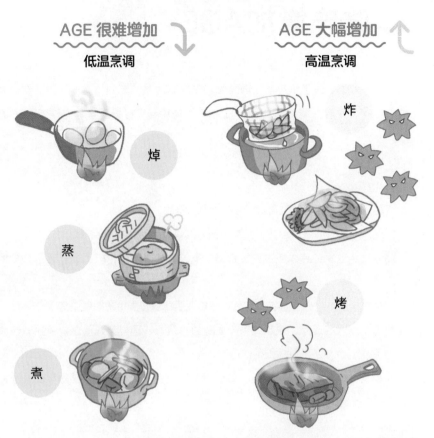

**AGE 很难增加** ↓
低温烹调

**AGE 大幅增加** ↑
高温烹调

焯

蒸

煮

炸

烤

例如，鸡肉（90 g）煮的时候的AGE是1011 KU，烤的时候是5245 KU，炸的时候最高达6651 KU。

## Dr. 牧田的小贴士

超市切好的蔬菜和海鲜，以及旋转寿司和居酒屋等连锁食品店通常会使用次氯酸作为杀菌剂。使用被世界卫生组织指出具有致癌性的发色剂亚硝酸盐的火腿和香肠在市场上亦不鲜见。这类添加剂会损害人体健康。保质期久、色泽饱满的食物经常也是危险的食物。

# 5 醋、柠檬减少AGE，酱油、味噌增加AGE

上一节我们介绍了尽可能不增加AGE的烹调方法。此外，有一些调味料也可以减少AGE，那就是醋（第184页）。醋和柠檬中含有柠檬酸，具有降低AGE的功效。

## ◆ 柠檬也可以

用醋或柠檬预先调味后再烤，可以抑制AGE。

另外，油炸时会增加AGE，用醋做南蛮腌渍等也可以减少AGE。

醋的这种效果还可以通过柠檬获得。不过，如果使用柠檬，最好选用有机种植的。

有机柠檬不用担心含有农药成分（在摘取后的农作物上的防腐剂等）。

醋除了能降血压外，还能起到降血糖的作用。和同样能降低血糖值的橄榄油（第182页）混合，还可以轻松制作出沙拉酱。

醋种类繁多，有米醋、黑醋、葡萄酒醋等，但无论哪种，保健效果都是一样的。前提必须是天然酿造醋。

## ◆ 照烧增加产生 AGE 的风险

大豆（第180页）是有益健康的食材，但要谨慎使用大豆制成的酱油和味噌。由于大豆的蛋白质已经发生糖化，所以用这些材料预先调味，再使用煎、炸等高温烹调手法，就会增加AGE。

加入酱油和白砂糖的照烧也会产生大量AGE，建议大家尽量不要选择此类烹调方式。

# 直接烘烤和浸泡在酸性物质中烘烤时肉的AGE含量对比

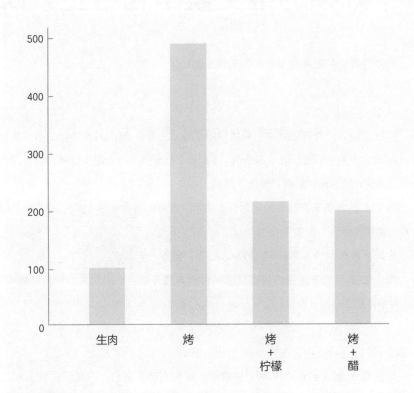

100 %生肉的情况下AGE量的变化。烤肉时AGE含量增加到5倍。在酸性物质——柠檬或醋中浸泡后再烤，AGE会减少一半（*The AGE-Less Way*[1]）。

1《如何摆脱美国的暴饮暴食流行病》（*The AGE-Less Way How to Escape America's Over-Eating Epidemic*），由海伦·弗拉萨拉（Helen Vlassara）等合著，2012年出版。——编者注

## 使用后反而会增加AGE含量的调味料

酱油

味噌

砂糖

# 积极摄取被证实具有抑制AGE效果的维生素$B_1$和维生素$B_6$

在体内抑制AGE的是维生素$B_1$和维生素$B_6$。

### ◆ 猪肉富含维生素$B_1$

实验证明，患有糖尿病的小白鼠服用了由维生素$B_1$制成的苯磷硫胺后，其神经中AGE含量有所降低。也有报告称，1型和2型糖尿病患者服用这种药后，观察他们的病情，糖尿病神经病变得到了抑制。

维生素$B_1$与糖质和脂质的代谢也有关系。此外，维生素$B_1$据说还有帮助集中注意力和增强记忆力的作用。

含维生素$B_1$的食品有猪肉、鳗鱼、红豆、菌类、坚果等。

维生素$B_1$摄取不足会出现倦怠感和食欲不振等症状，引起大脑和神经障碍，甚至会导致脚气。

### ◆ 维生素$B_6$会影响皮肤的状态

维生素$B_6$被证实有抑制AGE的效果。给患有糖尿病的小白鼠注射维生素$B_6$后，小白鼠皮肤的胶原纤维中的AGE有所降低。

也有报告指出，糖尿病患者大量服用维生素后，血液中的AGE有所降低。

维生素$B_6$还有使皮肤和头发变得结实、使容貌"返老还童"的效果。牛肉、猪肉、鸡胸肉、青鱼、鲑鱼、纳豆、菌类等食物中富含维生素$B_6$。

维生素$B_6$摄取不足会引起皮炎、湿疹、口腔炎、贫血等疾病。

因为会影响皮肤的状态，所以可以根据皮肤的状态来判断维生素$B_6$是否摄取不足。

## 维生素$B_1$、维生素$B_6$的摄取标准

〔厚生劳动省“日本人饮食摄取标准（2020年版）”〕

| 维生素$B_1$推荐摄取量（mg/d） | | |
|---|---|---|
| 性别 | 男性 | 女性 |
| 年龄（岁） | 推荐摄取量 | 推荐摄取量 |
| 15 ~ 17 | 1.5 | 1.2 |
| 18 ~ 29 | 1.4 | 1.1 |
| 30 ~ 49 | 1.4 | 1.1 |
| 50 ~ 64 | 1.3 | 1.1 |
| 65 ~ 74 | 1.3 | 1.1 |
| 75以上 | 1.2 | 0.9 |

| 维生素$B_6$推荐摄取量（mg/d） | | |
|---|---|---|
| 性别 | 男性 | 女性 |
| 年龄（岁） | 推荐摄取量 | 推荐摄取量 |
| 15 ~ 17 | 1.7 | 1.3 |
| 18 ~ 29 | 1.4 | 1.1 |
| 30 ~ 49 | 1.4 | 1.1 |
| 50 ~ 64 | 1.4 | 1.1 |
| 65 ~ 74 | 1.4 | 1.1 |
| 75以上 | 1.4 | 1.1 |

## 富含维生素$B_1$、维生素$B_6$的食物

（文部科学省“日本食品标准成分表2020”等）

| 富含维生素$B_1$的食物 | |
|---|---|
| 食品名称 | 每100 g成分量（mg） |
| 猪（里脊） | 1.32 |
| 鳗鱼 | 0.75 |
| 花椰菜 | 0.17 |
| 香菇 | 0.12 |
| 口蘑 | 0.11 |
| 杂粮 | 0.34 |
| 红豆 | 0.15 |
| 糙米 | 0.16 |
| 干芝麻 | 0.95 |

| 富含维生素$B_6$的食物 | |
|---|---|
| 食品名称 | 每100 g成分量（mg） |
| 金枪鱼 | 0.94 |
| 鲣鱼 | 0.76 |
| 青花鱼 | 0.59 |
| 鲑鱼 | 0.57 |
| 秋刀鱼 | 0.54 |
| 沙丁鱼 | 0.49 |
| 竹荚鱼 | 0.41 |
| 鸡胸肉 | 0.57 |
| 猪（里脊） | 0.54 |
| 日本牛（牛腰肉） | 0.35 |
| 灯笼椒 | 0.39 |
| 平菇 | 0.30 |
| 纳豆 | 0.24 |
| 杂粮 | 0.24 |
| 糙米 | 0.21 |
| 花生米 | 0.46 |

# 7 避免摄入易吸收的糖质，抑制AGE增加

虽说都是糖质，但从最小单位的单糖，到单糖相连形成的多糖，糖质大小各异（第22页）。

糖质存在于各种食品中，而减糖要控制摄入的是小体积糖质。

小体积糖质是指单糖（葡萄糖、果糖等）和双糖（蔗糖、乳糖等）。

◆ 大量摄取单纯糖质是很危险的

单糖和双糖被归类为"单纯糖质"，多糖则被归类为"复合糖质"。单纯糖质体积很小，还没来得及被分解，转眼间就被身体吸收，导致血糖值急剧上升，引起血糖值尖峰。

体内含有大量糖时，糖化就会加剧，进而产生AGE。

更可怕的是，单纯糖质可以一次性大量摄入。

我们还要特别注意碳酸饮料，500 mL的瓶装饮料里约10％是单纯糖质。

这10％的单纯糖质相当于十几块方糖（白砂糖的主要成分是蔗糖）。

我们不可能一下子吃这么多方糖。

但如果加入碳酸后，人们会觉得甜度恰到好处，从而毫无防备地喝下去。

我们还要注意浓缩还原的果汁。除了会增加AGE外，浓缩还原的果汁还会让肝脏蓄积脂肪，引发脂肪肝。购买蔬菜汁时也最好避免混合果汁的类型。

# 单纯糖质和复合糖质

## 单纯糖质

### 点心类

### 日式点心

### 西式点心

### 牛奶

### 碳酸饮料

血糖值升高的方式（示意图）

为了降低急剧上升的血糖值，人体需要分泌大量胰岛素，这就导致了胰脏负担的增加。

单纯糖质的特点是强烈的甜味。牛奶不太甜，但每杯（200 mL）含有10 g乳糖。因此，绝对不能在牛奶含量较多的咖啡拿铁或奶茶中添加糖。

## 复合糖质

血糖值升高的方式（示意图）

胰岛素缓慢上升，对胰脏等负担较轻。

米饭和乌冬面、面包、根茎蔬菜中也含有大量糖质，不过和单纯糖质相比，这些很难导致血糖值尖峰。当然，还是少吃为妙。

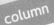

# 关于GI的思考

糖质吸收速度缓慢的食物能控制血糖的上升吗？

减糖肉眼可见的效果是变得苗条。

当我们卸下脂肪这个重物后，身体会变得轻盈。得益于苗条的体形和轻盈的步伐，人也会看上去更年轻。

当然，我们的身体内部也发生了可喜的变化。血糖值稳定的健康效果是巨大的。

一日三餐都吃米饭和面包等主食的话，每次都有可能因血糖值的急速上升和急速下降而引发血糖值尖峰。

不仅如此，一日三餐吃主食还会导致血管受损、胰脏因大量分泌胰岛素而陷入疲惫状态。

过量摄取的糖质引起的负面积蓄还会危害健康、加速衰老。

而只要践行减糖，这些弊端将被一扫而光，身体也会恢复年轻活力。

另外，减糖还能减少AGE的产生。AGE会加快衰老，对皮肤、头发等外表也有很大影响。

减糖就是减AGE。减糖带来的好处很多，身体内部自不必说，容貌、体态"返老还童"的效果也十分显著。

## ◆ 显示血糖水平上升速度的 GI

"GI（血糖生成指数）"是显示摄入食物时血糖水平如何上升的指标。

GI是食品中糖质在体内被吸收程度的数值化。

这么说可能略有些难懂。

简单来说，就是用数字表示"饭后血糖值的上升方式"。将葡萄糖设为100，数值越低表示饭后血糖值上升得越缓慢。

我们比较一下精制和未精制主食的GI。

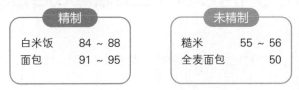

| 精制 | |
|---|---|
| 白米饭 | 84 ~ 88 |
| 面包 | 91 ~ 95 |

| 未精制 | |
|---|---|
| 糙米 | 55 ~ 56 |
| 全麦面包 | 50 |

糙米、粗粮和全麦面包等精制程度较低的谷物中含有大量膳食纤维，消化、吸收较缓慢，血糖水平上升缓慢，因此GI较低。

去除了膳食纤维的精制谷物在体内迅速被消化吸收，致使血糖值急剧上升，因此GI较高。

用精制程度较低的糙米、粗粮、全麦面包、黑麦面包代替精制谷物作为主食时，在膳食纤维的作用下，血糖值的上升似乎变得缓慢，血糖值尖峰似乎也没有发生。

但我的感受是，实际效果并不理想。

我比较了给患者吃白米和糙米、白面包和全麦面包时血糖值的升高方式，结果并没有出现令人震惊的巨大差异。

◆ 减糖可以降低血糖值

精制程度较低的谷物与精制谷物相比，确实含有更多的膳食纤维，但其含量并不足以抑制血糖值的急剧上升。

如果只是为了稳定血糖水平，我认为没必要过于在意GI。

使血糖值上下波动的主要还是食品中的糖质含量，所以只要减糖，血糖值就能保持相对稳定。

当然，上一节提到的单纯糖质会让血糖值极速上升，还是要尽量控制摄入的。

# 8 抑制血糖值上升的诀窍：摄取糖质时也摄取脂质

同样是容易使血糖值快速上升的食物，只要花些心思，也能找到控制血糖值缓慢上升的办法。

## ◆ 碳水化合物要和脂质一同摄取

医学杂志《欧洲临床营养学杂志》上曾公布过能证明脂质对血糖值有抑制效果的数据，也就是下页的"搭配面包食用的脂质引起的血糖值变化"。

该数据显示，比起只吃面包，面包和脂质（特别是橄榄油）一起食用时，血糖值上升比较缓慢。

## ◆ 让脂质成为有益的物质

尽管有人担心动物性油脂的黄油会增加低密度脂蛋白（坏蛋白），但如果只是1大勺（10 g）的话，它对抑制血糖值上升、预防肥胖和保健很有帮助，可以放心食用。

即便如此，黄油的质量还是要讲究的。我认为最好选用草饲黄油（"草饲"请参阅第108页的专栏）。

同样，只有优质的橄榄油才有健康效果。充分摄入特级初榨橄榄油（第182页）可以大大降低心脏病和脑卒中的发病率，而廉价的橄榄油则无法达到这种效果。

另外，面包烤好后再涂上黄油是正确的吃法。这是因为涂上黄油再烤时，高温烹调会增加AGE。

黄油不烤着吃时AGE最少。把黄油从冰箱中取出，恢复到常温后会变软，这样更容易涂在面包上。

# 搭配面包食用的脂质引起的血糖值变化

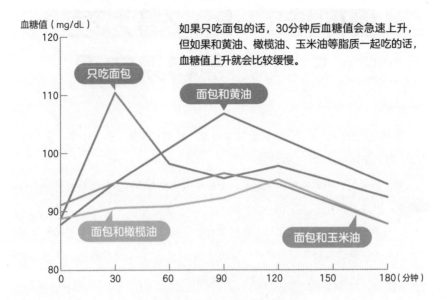

血糖值（mg/dL）

如果只吃面包的话，30分钟后血糖值会急速上升，但如果和黄油、橄榄油、玉米油等脂质一起吃的话，血糖值上升就会比较缓慢。

只吃面包

面包和黄油

面包和橄榄油

面包和玉米油

（分钟）

# 抑制血糖水平的技巧

和油脂一起食用时血糖值较难上升。不过，炒饭和牛角面包的AGE值很高，要尽量控制摄取量。

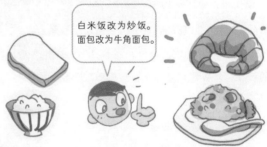

白米饭改为炒饭。面包改为牛角面包。

## Dr. 牧田的小贴士

日本人非常喜欢米饭。不仅出于习惯，感情上的因素抑或有之。因此，我们不能要求大家不吃米饭。当你吃米饭时，我建议也一同摄入些促进肠促胰岛素分泌的蛋白质。肠促胰岛素是促进胰岛素分泌的激素，而胰岛素具有降低血糖值的作用。例如，饭团的配料不用梅干，换成金枪鱼，或者制作肉卷饭团等。只要稍下功夫，也没必要全面禁止自己喜欢的米饭。

# 早、中、晚摄取糖质的比例保持3：5：2最为理想，5：5：0则更容易实现

在践行减糖时，我们需要根据体形对应的糖质摄取量（第110页）来决定菜单。此时的重点就是如何分配糖质。

践行减糖前，人会对糖质很留恋，很难下定决心减糖，往往会在三餐均等地摄取糖质。

一旦真正开始减糖，你可以靠糖质的替代食品（第114页）填补情绪和肠胃的空虚。另外，晚饭减糖可避免夜间低血糖（第96页）、保证优质睡眠，让身体变得轻松，这种舒适感足以消除人体对糖质的依赖。

## ◆ 晚上糖质零摄取刚刚好

早、中、晚摄取糖质的最佳比例是3：5：2。根据活动量，从早上到中午增加糖质摄取量，睡前的晚饭要减少糖质摄取量。

但是，除碳水化合物外，还有其他物质也含糖质，所以要想达到3：5：2的理想状态，就只能抱着晚上零糖质摄取量的心态去努力，也就是5：5：0。

## ◆ 少吃多餐不容易发胖

我介绍了三餐的糖质分配，但并不是说一日三餐就是好的。

比起肚子空了再吃，稍微感到饿了就稍微吃一点更能防止血糖值的波动。

不要实行早、中、晚进食三餐，而是将相同的分量分成5餐或6餐，这样血糖值不会有太大的波动，也不会发胖。

# 按目标BMI值摄取糖质的例子 1碗饭可以这样分配

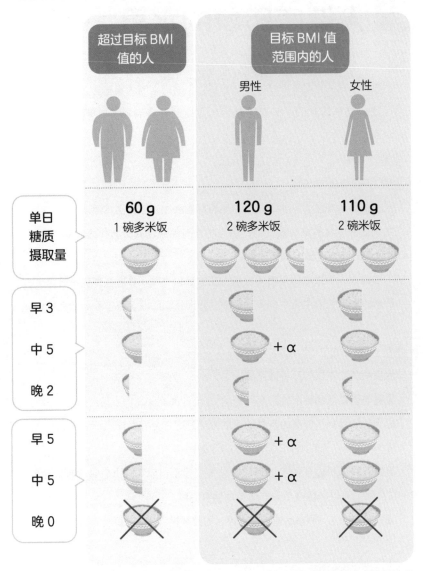

1碗米饭（150 g）的糖质含量为54.15 g，比"牧田式BMI标准（按年龄）"（第26页）中超过目标BMI值的人一天的糖质摄取量60 g稍少（第110页）。按照3：5：2分配很麻烦，5：5：0既简单又轻松。

# 在减糖饮食中要尤其小心给人健康印象的水果

水果富含维生素、矿物质和膳食纤维，但同时含有大量糖质。

在践行减糖饮食时，千万不要因为觉得对健康有益，就毫不顾忌地吃很多水果。

## ◆ 水果是不健康的吗？

米饭、面包等主食和水果，哪个更容易发胖呢？答案是水果。

如果血液中含有葡萄糖的话，水果中含有的果糖就会转化为脂肪。换句话说，葡萄糖会优先作为能量来源被消耗。

不仅如此，水果中的果糖还可以迅速被消化吸收，导致血糖值飙升。

而米饭和面包等主食中的多糖需要时间消化和吸收，不容易导致血糖值飙升。

## ◆ 水果还会增加产生 AGE 的风险

水果的风险不仅仅是导致肥胖。

果糖与蛋白质的黏附性是葡萄糖的10倍。也就是说，水果将创造更多的AGE。

让水果成为更不健康的食材的摄取方法是把它变成果汁。

喝1杯橙汁，和吃6~8个橙子的效果是一样的。

虽然用榨汁机制作的手工果汁看起来很健康，但实际上它是一种高风险饮料，因为它去除了可以缓解糖质吸收速度的膳食纤维。

我们可以在吃完早餐后吃少量水果，如猕猴桃（第176页）、蓝莓（第177页）。

# 降低血糖值的酒精是减糖的可靠伴侣

对于爱好酒精的人来说，酒精是能滋润日常生活的重要存在。

减糖饮食并不否定酒精。

相反，我们还推荐能喝的人一定要适量饮用。

## ◆ 酒精能降低血糖值水平

作为糖尿病的专科医生，我一直对患者说，除了糖质含量较多的酒（啤酒、日本酒、绍兴酒、鸡尾酒等）以外，其他的酒都可以喝。酒精有降低血糖的作用，这是因为酒精抑制了肝脏中产生葡萄糖的糖异生（第98页）。

《柳叶刀》杂志2018年刊登的一篇论文，揭示了酒精摄入量与死亡率及疾病患病率之间的关系。

简单总结一下，如果每周摄取100 g左右的酒精，急性心肌梗死的风险就会降低。他们还发现，啤酒和蒸馏酒会增加死亡率，而葡萄酒则不会增加死亡率。

这里说的酒精含量100 g中的100 g并不是指重量，而是指酒精含量。

100 g酒精含量，大约相当于一瓶葡萄酒。

也就是说，假设一周喝完一瓶酒，则每天可以喝一杯酒。

不过，如果是喜欢喝酒的人，我个人认为每周200 g左右是可以接受的范围。上面所述的论文中指出，每周摄入200 g以上酒精会导致死亡率上升。

第 4 章 践行减糖、减 AGE ~ 关于吃法与健康的新常识

# 减糖和减AGE，应该优先考虑哪一个？

section 4 12

减糖能消除肥胖、避免因肥胖引发的炎症所致的各种疾病和身体不适。

减AGE能延缓体内老化，在细胞水平上保持年轻，有助于提高免疫力和改善全身健康状况。

如果能同时减糖和减AGE自然再好不过，但很多食物往往事与愿违，比如白米饭和水果中糖质多但AGE少，相反，肉类中糖质少但AGE多。

当你犹豫不决时，就用"牧田式BMI标准（按年龄）"来决定吧。

◆ 肥胖的人选择减糖，体重适当的人选择减AGE

BMI超过目标值，就要选择糖质含量较少的食品。同时还要注意烹调方法（第120页），尽量抑制AGE的产生。

如果BMI在目标值内，就说明每天摄入的糖质是适量的。

如果保持往常的饮食生活就能很好地控制糖质摄入的话，那就选择AGE含量少的食品。

不管BMI如何，都要多摄入蛋白质和维生素。

过于神经质而感到压力时，压力会导致血糖值上升。这么一来，好不容易坚持下来的减糖和减AGE都将付诸东流。

不管是减糖还是减AGE，我们都要保持享受食物的心态。

改善饮食不是一蹴而就，而是持续一生的，不要操之过急，循序渐进就好。

136

# 减糖、减AGE的实施方法

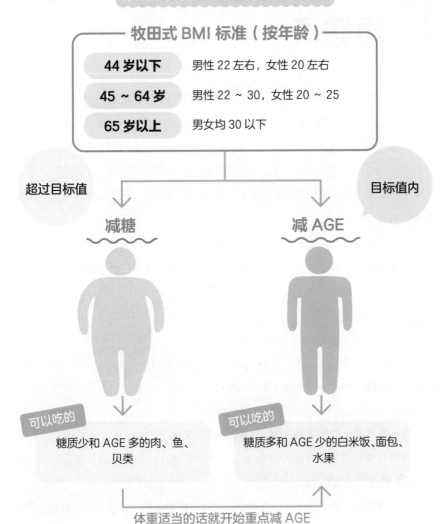

## 牧田式 BMI 标准（按年龄）

| **44 岁以下** | 男性 22 左右，女性 20 左右 |
| **45 ~ 64 岁** | 男性 22 ~ 30，女性 20 ~ 25 |
| **65 岁以上** | 男女均 30 以下 |

超过目标值 | 目标值内

减糖 | 减 AGE

可以吃的
糖质少和 AGE 多的肉、鱼、贝类

可以吃的
糖质多和 AGE 少的白米饭、面包、水果

体重适当的话就开始重点减 AGE

### Dr. 牧田的小贴士

薯片、薯条等膨化食品是糖质和AGE含量均极高的"NG食品"，特别是含有丙烯酰胺这种具有神经毒性和致癌性的AGE。

# 八分饱太多了？吃七分饱更健康

尽管俗话说"八分饱不生病"，但实际上出于健康的考虑，七分饱是更适当的。

美国曾使用猴子进行实验，结果显示，与饱腹状态的猴子相比，食物热量减少30％的猴子的寿命更长。

人们往往认为不吃东西会无精打采，但动物的身体却在逆境中发挥出了力量。

生命处于一种接近于饥饿的状态时，可能会被激发出战胜饥饿的生命力，并激活长寿基因。

饱腹状态下身体处于安然状态，在某种意义上也就意味着变得懒散。即使热衷于减糖和减AGE，如果吃得很饱，就不能发挥出潜在的生命力，健康效果也会因此而减半。

◆ 通过咀嚼产生饱腹感

即使减少饭量，我们也可以通过改善进食方法来获得饱腹感。首先要好好嚼、慢慢吃。大脑的饱腹中枢会对咀嚼做出反应。吃得快的人之所以发胖，是因为在饱腹中枢反应之前，他已经往嘴里塞了很多食物。

请大家尽量一口饭咀嚼30次，一顿饭吃30分钟以上。

咀嚼食物还可以向大脑传递刺激，进而调整消化、吸收等相关器官的接收体制，防止胃胀、消化不良。

要经常咀嚼，就不能选择口感柔软、入口即化的食物，而要选择有嚼劲的硬质食物，如能连骨头一起吃的小鱼、瘦肉、纤维多的蔬果、坚果类等。

# 咀嚼的各种效果

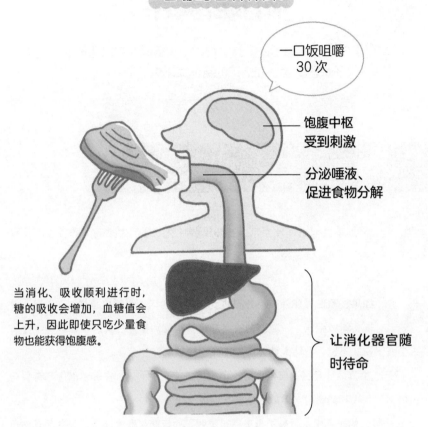

一口饭咀嚼
30 次

饱腹中枢
受到刺激

分泌唾液、
促进食物分解

让消化器官随
时待命

当消化、吸收顺利进行时，
糖的吸收会增加，血糖值会
上升，因此即使只吃少量食
物也能获得饱腹感。

## Dr. 牧田的小贴士

其实"视觉"也与"饱腹感"密切相关。东京大学的鸣海拓志副教授就视觉信息
和饱腹感之间的关系这一问题，用 VR（虚拟现实）头戴式眼镜做了调查。保持手
的大小不变（这是重点），将饼干设置为"看起来比实际大"或"看起来比实际
小"两种状态，让实验参加者各自吃到饱为止。结果发现，吃看起来比较大的曲
奇饼的一组消耗的曲奇饼数较少，也就是说少量就吃饱了。
虽然不能戴着VR眼镜吃饭，但同样量的肉，只要在烹调和摆盘上下功夫，通过一
些小技巧，就可以借由视觉效果达到饱腹感，比如，烹调和装盘时使其看起来更
大，或者摆在小盘子里，使其看起来分量很足。

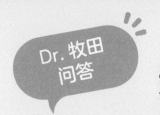

# 新健康常识

"减糖"的出现推翻了许多健康常识。牧田医生将以问答的方式向大家讲授关于减肥、美容和运动的新健康常识。

## 减肥新常识

**Q1** 我基本上都是在外面吃饭。如果要减肥的话，牛排店、荞麦面店、套餐店，哪家比较好？

**A1** 如果按照旧减肥法——热量理论来考虑的话，牛排店是最NG的吧。但是，新减肥法——减糖的答案却恰恰相反。在这三家店中，常去牛排店的人会瘦下来。不过，肉烤太熟会增加AGE，建议选择三分熟。

每天吃牛排估计会腻，所以最好也得有第二家常去的店。在荞麦面店和套餐店中选的话，我推荐套餐店，但前提是不吃米饭。

和一般人的印象相反，最不指望有减肥效果的反而是荞麦面店。虽然荞麦面热量低，但它是碳水化合物，所以糖质含量高，反而会导致肥胖。

**Q2** 我听说吃生蔬菜会导致身体发冷，身体一冷，新陈代谢就会下降。经常吃生蔬菜、代谢下降的话，难道不会容易变胖吗？

**A2** 能生吃的就生吃。烹调也尽量选择低温短时间烹调。要避免消耗不完的糖质在体内与蛋白质结合形成AGE，就要控制糖质摄入量。

生吃是健康的、让人焕发青春的饮食习惯。因此，吃生蔬菜是非常合理的饮食。

对于长期生食动植物的人来说，沙拉是一种适合人体的饮食方式。它不会使你的新陈代谢下降，可以放心食用。

# Q3 通过"三角食法"来均衡营养可以瘦下来吗?

# A3 所谓"三角食法"，指的是交替吃主食、配菜、汤的饮食方法。

在小学的供餐中，应该有很多人都接受了"三角食法"的指导，认为这是能均衡摄取营养的、对身体好的饮食习惯。相反，吃完一种再吃另一种被认为是营养不均衡的饮食习惯。

但是，"三角食法"并不是符合糖质消化、吸收顺序的瘦身饮食，挨个吃完的饮食习惯反而更科学。

不过，就算是挨个吃完，顺序错误的话，也不会有减肥效果。

首先要吃的是蔬菜、海藻等富含膳食纤维的食品，接下来是消化缓慢的蛋白质。如果你要摄入碳水化合物，那就把它放在最后吃。

按照这个顺序吃还能防止血糖值尖峰。

# Q4 据说每天吃30种食物对身体有好处，但这有点困难……

# A4 从结论上说，一天吃30种食物完全没有必要。如果认真执行的话，等待你的只有肥胖。30种食物明显是吃过头了。

"每天吃30种食物"是在1985年提出的。当时的厚生省（现在的厚生劳动省）在"健康的饮食生活指南"中提出了这一点，但到了2000年，厚生省将这一条删去了。

如果现在还有人信奉"每天吃30种食物"，为实现目标，去喝混合蔬菜果汁，请立即停止。

这样只会过度摄取糖质，对健康完全没有好处。

# Q5 零糖质的啤酒可以喝吗？

# A5 不仅是啤酒，碳酸饮料、巧克力、糖果等零糖质商品比比皆是，但是如果使用了人工甜味剂（阿斯巴甜、安赛蜜、三氯蔗糖等）的话，还是尽量避免为好。

人工甜味剂不含葡萄糖，不会使血糖值上升。不过，2015年英国科学杂志《自然》上刊登了一份报告，称与普通的糖水相比，食用了人工甜味剂的老鼠的血糖值更高。另外，人工甜味剂会使肠道环境变差，降低处理糖的能力。

还有一个令人悲伤的报告则是，人工甜味剂使脑卒中和阿尔茨海默病的概率增加了近3倍。

# Q6 忙得吃饭时间不规律，聚餐太多，营养平衡也被破坏了，那么补充些保健品会不会比较好？

# A6 选择合适的保健品是很困难的。这是因为，为了确认保健品的可信度，我们需要研究其成分本身的效果及制造过程。能提高认知功能的银杏叶提取物、以心脏药物为基础的辅酶Q等，此类保健品的功效已在医学上得到认证。

但我们应当对宣称"对癌症有效"的保健品保持慎重。另外，2006年刊载在《新英格兰医学杂志》上的实验结果表明，传言对膝盖和关节有效的氨基葡萄糖实际并没有效果。此外，20世纪60年代以后普及的鱼肝油（从鳕鱼和鲨鱼等肝脏中提取的脂肪）作为保健品还是值得推荐的。食物加热后，其中的维生素和矿物质会流失，鱼肝油可以补充流失掉的这些物质。

# Q7 难道这辈子都必须减糖吗？今后一直不能吃米饭和意大利面吗？

# A7 我写了一本关于减糖的书，在电视上发表评论，但我并不是一年到头都在减糖。

请不要认为这是医生不养生。我确信这才是正确的减糖模式。

减糖是以防止血糖值波动和保持适当体重为目的的。没必要想着一辈子都不摄取糖质，瘦到适当体重后降低减糖强度，体重慢慢增加时再提高减糖强度就好了。

## 美容、运动的新常识

**Q1** 头发变得没有光泽和弹性，即使做了发型也很快会还原，发量减少，这些都让我很困扰。再加上梳头时掉的头发好像也变多了，真担心头发会越来越稀疏。

**A1** 随着年龄增长，不仅仅是男性，越来越多的女性也开始为头发问题而烦恼。甚至可以说，女性对头发的烦恼远胜于男性。

随着年龄增长，会出现脱发、发量下降、鬓发等问题，其中原因之一是头皮（包括毛囊）糖化加剧。

糖化产生的AGE加速了头皮的老化，其结果就是头发开始老化。

为了保持有光泽和弹性的秀发，请大家避免使用AGE较多的食材（第117页）、注意烹调方法（第120页）。

**Q2** 为了促进肌肤再生，应该摄取胶原蛋白相关的保健品吗？

**A2** 胶原蛋白是构成皮肤、骨骼、软骨等组织的一种蛋白质。既然是制造皮肤的材料，那么摄取胶原蛋白应当对肌肤再生有帮助。

但是，胶原蛋白在消化、吸收的过程中被分解成了氨基酸。胶原蛋白不会原原本本、完好无损地直达皮肤。这和治疗糖尿病的胰岛素只能注射、不能内服是一个原理。即使服用了胰岛素，在消化、吸收后，它也不再是胰岛素了，所以我们才会选择将其直接注射进血管中。

"那么，用胶原蛋白配制的化妆品直接从外部提供给皮肤呢？"分子量太大，无法渗透到肌肤内部。

# Q3 厚生劳动省表示：每天1万步可以预防生活习惯病。步数少一点也可以吗?

# A3 如果要走1万步的话，不考虑个人差异，基本都需要1.5小时以上，要挤出这么多时间也很难吧。

预防生活习惯病也就是预防肥胖。如果是这样的话，只要在血糖值开始上升的饭后15分钟内走20多分钟就足够了。

在这个时间段运动，血糖会不断被消耗，血糖值尖峰就不容易发生了。原地踏步也能得到同样的效果。

# Q4 减糖并不会导致肌肉减少（第104页），也就是说可以不锻炼吗?

# A4 随着年龄增长，过了40岁后肌肉会不断减少，与20多岁相比，80多岁时肌肉会减少一半。

储藏葡萄糖的肌肉减少后，血糖值会上升。此外，血压上升、血液循环不畅、代谢下降等问题对健康也没有好处。不管是否践行减糖，40岁后我们都尽量养成锻炼肌肉的习惯吧。

请大家重点锻炼大腿、臀部、胸部等大肌肉。因为这些部位只需要少量的锻炼，就能达到很好的增肌效果。

接下来，我先介绍一下可以锻炼大肌肉的训练。每个动作都是15～20次1组，各做3～4组，大概做到稍微感到疲劳时（15分钟左右）就可以了。

## 大腿训练
### 深蹲

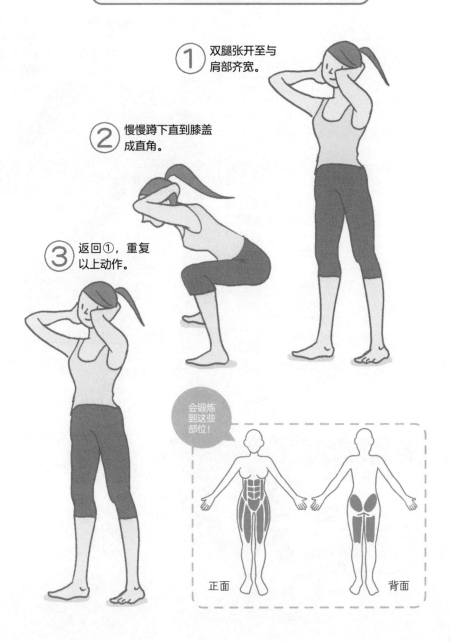

① 双腿张开至与肩部齐宽。

② 慢慢蹲下直到膝盖成直角。

③ 返回①，重复以上动作。

会锻炼到这些部位！

正面　　背面

## 锻炼胸部肌肉
### 俯卧撑

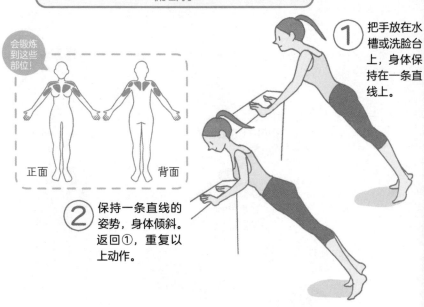

会锻炼到这些部位！

正面　　　背面

① 把手放在水槽或洗脸台上，身体保持在一条直线上。

② 保持一条直线的姿势，身体倾斜。返回①，重复以上动作。

## 锻炼臀部
### 臀部延伸

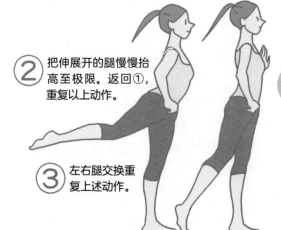

② 把伸展开的腿慢慢抬高至极限。返回①，重复以上动作。

③ 左右腿交换重复上述动作。

① 一只手放在墙上，另一只手放在腰上，腿向墙壁相反方向伸展。

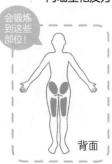

会锻炼到这些部位！

背面

# 减糖、减 AGE 的
# 推荐食材

第 5 章

section 5

# 减糖、减AGE推荐食材和保健知识

在践行减糖和减AGE时，食材的选择至关重要。

本章中，我们将为重视糖质和AGE的各位介绍一些可以放心食用的食材。

除了糖质和AGE的问题，本章还会涉及各种食材的保健效果，读者可根据自身身体状况选择合适的食材。

## ◆ 零食和夜宵都没有问题!

在践行减糖和减AGE时，不光三餐，点心和夜宵也是OK的。

当然，对于那些已经做好了所谓节食的心理准备的人来说，知道"能吃的食材其实很多"与"零食和夜宵都没有问题"后，可能会感到沮丧。

## ◆ 注意食量

饮食的基本原则是通过控制米饭、面食、薯类等碳水化合物的摄入来减少糖质的摄取，同时多吃蔬菜、肉、鱼等。但要注意不能吃太多。即使这些食物对身体有好处，如果每餐都吃得很饱，或一次吃太多的话，也会给身体带来负担，导致健康效果骤减。

为了避免血糖值尖峰，在血糖值下降前（感觉强烈饥饿前）进食是诀窍之一。为此，我也建议适当吃一些零食。

## ◆ 要注意烹调方法

即使是对身体有益的食材，如果烹调方法和调料选择错误的话，一切也会前功尽弃。因此，请大家避免高温烹调，少用味噌、酱油等含有AGE的调味料。

# 推荐食材有利于减糖的理由

**黄绿色蔬菜**
第 166 页~

**浅色蔬菜**
第 170 页~

**调味蔬菜**
第 172 页~

沙拉很容易做，代谢负担小！
Good！

**肉**
第 150 页~

**鱼类、贝类**
第 156 页~

即使没有主食也能获得满足感，因为可以吃很多主菜。

**水果**
第 175 页~

如果要践行减糖的话，就得把它当成"奢侈品"，一定要吃的话，得放在早餐最后吃。

**其他**
第 178 页~

介绍了菌类、大豆、特级初榨橄榄油等功效丰富的食材，也介绍了酒水。

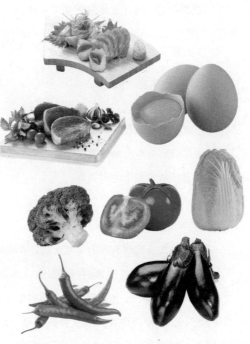

# 2

肉

# 鸡肉

## 让你的身体战胜衰老和疾病

"氨基酸评分（AAS）"是食品中所含蛋白质优质程度的指标。

氨基酸评分是表示从蛋白质中分解出来的氨基酸中，含有多少在体内无法合成的必需氨基酸的指标。

氨基酸得分接近100就是优质蛋白质，鸡肉刚好100，是一种理想的蛋白质。

尽管动物蛋白可能会增加低密度脂蛋白（坏蛋白），但鸡肉脂肪含量低，大可放心。鸡肉中含有不饱和脂肪酸——"油酸"和"亚油酸"，可以减少坏蛋白。

### ◆ 不用担心患大肠癌风险、可以放心吃的肉

日本人饮食欧美化，开始经常吃肉后，患大肠癌的风险增高了。按部位划分的癌症死亡率中，大肠癌在女性中排名第一，男性中排名第二（第85页）。

国立癌症研究中心的研究表明，鸡肉与大肠癌风险无关。

鸡肉替代主食完全没有问题。

### ◆ 高抗疲劳和抗氧化作用

另外值得关注的还有鸡肉中富含的B族维生素的功效。

维生素 $B_2$ 和维生素 $B_6$ 具有控制皮脂分泌的作用。

鸡肉中还含有防止色素沉着和暗沉的维生素 $B_{12}$ 和烟酸（维生素 $B_3$）。鸡胸肉中富含维生素 $B_6$，可以保持头发和皮肤的健康，持续摄取还可以防止AGE的产生。

鸡胸肉中还富含"咪唑二肽"，有缓解疲劳和抗氧化的作用。

> check!
>
> **糖质**
>
> 鸡（鸡胸肉80 g）
> → 0.1 g
>
> 棒棒鸡（鸡胸肉80 g）
> → 7.3 g
>
> **AGE**
>
> 鸡（去皮鸡胸肉90 g，煮1个小时）
> → 1011 KU
>
> 炸鸡排（90 g，炸25分钟）
> → 8965 KU

# 防止氧化、糖化，营养丰富的食材

□缓解疲劳
□美肤
□预防贫血

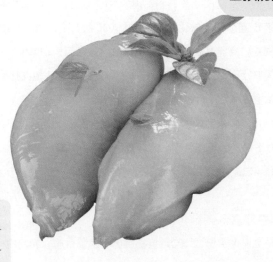

## 健康成分

□维生素B₂
□维生素B₆
□维生素B₁₂
□烟酸
□油酸
□亚油酸
□咪唑二肽

水分多，容易腐坏。放久了会有水分渗出。应尽量避免食用有红色液体渗出的鸡肉。

## 提升功效的诀窍

因为溶于水的营养素很多，所以做成汤等连汤一起喝比较好。做蒸菜的话，推荐用高汤和浸透了营养素的蒸汁做成汤喝。为了不破坏鸡肉的抗糖化作用，最好不要高温烹调，以避免产生AGE。

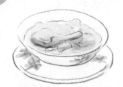

鸡肉可以和大多数蔬菜一起烹调。

# 3

肉

# 猪肉

## 丰富的维生素B$_1$可缓解疲劳

猪肉中的维生素B$_1$是牛肉和鸡肉的10倍以上，在所有食品中名列前茅。

维生素B$_1$可以抑制糖化并防止体内AGE的产生，因此吃猪肉可以延缓衰老。

众所周知，猪肉具有缓解疲劳的功效。这是因为猪肉中维生素B$_1$含量极高。

维生素B$_1$可以将摄取的糖质转换为体内的能量。如果维生素B$_1$不足，好不容易摄取的食物就不能作为能量被人体利用。

无法利用的糖质会作为疲劳物质"乳酸"积蓄，使人体更疲劳。能量不足不仅会导致体力下降、产生倦怠感，还会导致记忆力下降、烦躁、抑郁等心理问题。

除了抗AGE，猪肉中还含有丰富的维生素B$_6$，能使皮肤和头发更健康。

### ◆ 优质蛋白质激活细胞

猪肉的氨基酸评分为100，能提供优质的蛋白质。和鸡肉一样富含油酸，不会增加低密度脂蛋白（坏蛋白）。猪肉还能增强肌肉、提高免疫力、延缓衰老、在细胞水平上保持身体活力。

此外，猪肉中还富含将氨基酸再合成为蛋白质、合成DNA时必需的锌。猪肉中所含的锌除了有清除活性氧、防止氧化的作用外，还有提高免疫力、预防脱发等作用。

锌要和维生素C一起摄取才能被有效吸收，所以淋上柠檬汁就好了。

check!

**糖质**

猪肉（里脊80 g，嫩煎）
➡1.7 g

糖醋肉（肩颈肉80 g）
➡25.5 g

**AGE**

猪肉（110 g，炒7分钟）
➡4752 KU

# 富含抗 AGE、抗氧化的营养素

☐缓解疲劳
☐美肤
☐预防贫血

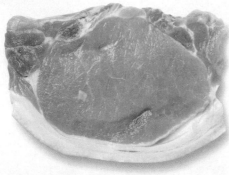

 选择淡灰粉色、有光泽的猪肉。

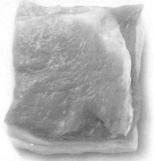

## 健康成分

☐维生素B$_1$
☐维生素B$_6$
☐维生素B$_{12}$
☐烟酸
☐锌
☐油酸

## 提升功效的诀窍

大蒜和洋葱含有大蒜素（第171页），有助于吸收维生素B$_1$，可以与猪肉一起食用。为了不增加AGE，可以选择蒸或煮的加热方式。

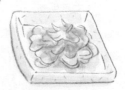

涮猪肉片和洋葱片的组合很棒。

# 4

肉

# 牛肉
## 防止糖化、氧化的保健食品

牛肉在营养方面有很多好处。

但我们发现，经常食用牛肉会增加患大肠癌的风险。

受食物欧美化的影响，越来越多的日本人患上大肠癌。按部位划分的癌症死亡率中，大肠癌在男性中排名第二，在女性中排名第一（第85页）。

话虽如此，如果只是每月吃一次牛肉，就不用担心患大肠癌了。

### ◆ 维生素 B₆ 的美肤效果

牛肉中富含人体无法制造的必需氨基酸，氨基酸评分也是100。其中能减少低密度脂蛋白（坏蛋白）、提高免疫力的油酸含量比鸡肉和猪肉更丰富。另外，牛肉中还含有能量代谢所必需的B族维生素，有延缓衰老的效果。

牛肉和猪肉中富含的维生素 $B_6$ 又被称为"肌肤维生素"，它除了具有美肤效果外，还有抑制体内糖化、减少AGE的作用。

牛肉中的维生素 $B_{12}$ 和铁有造血功能。牛肉中还含有大量具有抗氧化作用的锌。

### ◆ 只有讲究产地才能确实得到好处

吃牛肉时一定要讲究产地。美国、澳大利亚等地的进口牛可能含有抗生素。

如果要吃牛肉，请不要犹豫地选择草饲牛肉。

最理想的牛肉是吃自然生长的牧草长大的牛的肉（草饲），而非吃人工饲料长大的牛的肉。

check!

**糖质**
牛排（菲力100 g）
➡4.0 g

**AGE**
牛肉（100 g，生的）
➡707 KU

牛肉（100 g，平底锅煎）
➡10 058 KU

# 抗糖化
# 带来年轻和力量

□美肤
□预防贫血

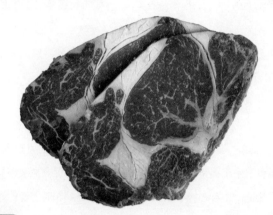

## 健康成分

□维生素$B_6$
□维生素$B_{12}$
□铁
□锌
□油酸

 选择淡灰粉色、有光泽的牛肉。

## 提升功效的诀窍

尽管牛肉有抗糖化作用，但如果选择高温烹调，就会产生AGE，导致前功尽弃。炙烤、涮肉等低温烹调不会产生AGE。此外，与炙烤牛肉类似的烤牛肉是连牛肉内部也会加热到的，但炙烤牛肉只烤表面，不会烤到牛肉内部。

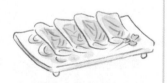

推荐低温烹调的涮牛肉。

# 5

鱼类、贝类

# 背青色鱼类
## 促进血液循环、抑制炎症

背部呈青色的鱼被称为"背青色鱼类",一般指竹荚鱼、沙丁鱼、秋刀鱼、青花鱼等。

背青色鱼类含有大量优质油脂。竹荚鱼、沙丁鱼、秋刀鱼、青花鱼等氨基酸评分均为100,可以多食用。

### ◆ 预防高血栓

"青鱼有益于健康"这一说法之所以深入人心,大概是因为它富含EPA、DHA。EPA、DHA能减少低密度脂蛋白(坏蛋白),且因为具有促进血液循环的功效,所以可以抑制血栓的形成。竹荚鱼中含有大量油酸,还具有抑制胆固醇的作用。

厚生劳动省的调查报告显示,一周吃三次以上背青色鱼类,患急性心肌梗死等心脏疾病的风险会降低。

DHA除了促进血液循环、预防动脉硬化和癌症外,还有消除体内百病之源——炎症的功效。此外,EPA、DHA还有预防阿尔茨海默病的功效。

### ◆ 富含钙和 B 族维生素

沙丁鱼和青花鱼富含维生素 $B_2$,有美肤效果。青花鱼中含有大量抗AGE效果好的维生素 $B_6$。

另外,竹荚鱼和沙丁鱼富含钙,沙丁鱼、秋刀鱼中富含具有造血功能的维生素 D。

背青色鱼类虽然有很好的保健效果,却有容易腐坏的缺点,请大家购买后尽早食用。

check!

**糖质**

炙烤竹荚鱼(50 g)
→1.6 g

醋腌青花鱼(40 g)
→1.3 g

醋制沙丁鱼干(30 g,烤的)
→4.9 g

**AGE**

竹荚鱼(100 g,生的)
→484 KU

| 抗氧化 | 抗糖化 | 抗炎 | 防癌 | 防衰老 | 提高免疫力 |
|---|---|---|---|---|---|

# 延缓大脑老化的 DHA、EPA

☐美肤
☐促进血液循环

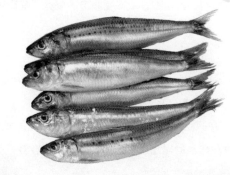

### 健康成分

☐维生素$B_2$
☐维生素$B_6$
☐维生素D
☐钙
☐EPA
☐DHA
☐油酸

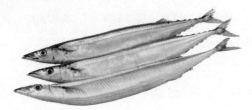

 表面有光泽、腮部呈鲜红色的比较新鲜。

## 提升功效的诀窍

比较经典的是烤鱼，但是伴随着油脂的流失，DHA、EPA也一并流失了。最好买新鲜的，做成生鱼片或选择炙烤的烹调方式。预先撒上盐的话，腥味会随水分一起析出。

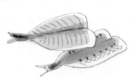

新鲜的沙丁鱼肉质紧实，鱼腹很容易被剖开。

# 6

鱼类、贝类

# 金枪鱼、鲣鱼
## 抗氧化、美容效果显著

金枪鱼和鲣鱼同属鲭科，都是在日本很受欢迎的鱼类。氨基酸评分均为100，是极佳的食材。

### ◆ 尾鳍富含缓解疲劳的成分

金枪鱼和鲣鱼是大型洄游鱼，它们总是在海洋中游动。

它们之所以可以长时间游动，是因为其体内含有缓解疲劳的成分"咪唑二肽"。

不停游动的金枪鱼和鲣鱼的尾鳍过度使用，容易积攒疲劳，为了消除这种疲劳，它们的尾鳍中往往富含咪唑二肽。

金枪鱼和鲣鱼还富含EPA、DHA和油酸，具有抗炎、提高免疫力、促进血液循环的功效。

### ◆ 金枪鱼有利于美容，鲣鱼有利于抗氧化

金枪鱼、鲣鱼均富含"肌肤维生素"——维生素$B_6$。维生素$B_6$可以抑制糖化、减少AGE。金枪鱼、鲣鱼还富含烟酸，有利于改善血液循环、分解甘油三酯。

氨基酸的化合物中有一种叫"牛磺酸"的成分。牛磺酸能提高肝脏机能，促进胰岛素分泌，稳定血压。

牛磺酸虽然在人体中也能合成，但合成量较少，所以必须从食物中摄取。金枪鱼和鲣鱼的血液中富含牛磺酸，这些牛磺酸和胆汁酸结合后，还可以消耗胆固醇。

金枪鱼美容效果好，鲣鱼则抗氧化作用强，大家可以根据自身情况选择合适的食材。

check!

**糖质**

金枪鱼（红肉40 g，生鱼片）
➡ 0.6 g

金枪鱼片（20 g，水煮罐头）
➡ 0.7 g

香葱金枪鱼泥盖饭（寿司饭60 g）
➡ 25.7 g

**AGE**

金枪鱼（90 g，生鱼片）
➡ 705 KU

金枪鱼（90 g，用酱油浸泡后烤10分钟）
➡ 4602 KU

# 抑制 AGE,
# 延缓衰老

☐缓解疲劳
☐美肤
☐促进血液循环

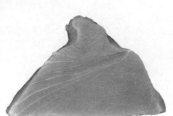

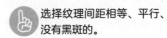
选择纹理间距相等、平行、没有黑斑的。

## 健康成分

☐烟酸

☐维生素$B_6$

☐铁

☐EPA

☐DHA

☐油酸

☐咪唑二肽

☐牛磺酸

有透明感、红色的比较新鲜。切口为彩虹色的不新鲜。

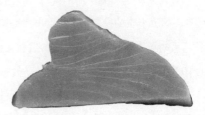

## 提升功效的诀窍

推荐生鱼片和炙烤。一般售卖的香葱金枪鱼泥中含有大量着色剂、发色剂、抗氧化剂、化学调味料等添加剂，最好不要购买及食用。鲣鱼和洋葱、大蒜一起吃可以提高维生素$B_1$的功效。

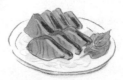

炙烤鲣鱼和洋葱、大蒜是绝配。

## 鱼类、贝类

# 鲑鱼
## 粉色色素的超健康力量

鲑鱼也是氨基酸评分100的优质蛋白质来源。

正如"鲑鱼粉"这一颜色名称一般，说起鲑鱼，很多人想到的大概是它的特殊颜色。从颜色上看像"红肉鱼"，但实际上是"白肉鱼"。

### ◆ 鲑鱼粉（色）是抗氧化的关键

本来应该是白肉鱼的鲑鱼，之所以会是红色的，乃是因为食用了含有"虾青素"这种色素的磷虾。

虾青素属于"类胡萝卜素"，是一种红色天然色素。它与使西红柿变红的番茄红素、胡萝卜中的橙色 β–胡萝卜素是同类。

类胡萝卜素一般都有很高的抗氧化作用，虾青的抗氧化作用大约是维生素E的1000倍。

虾青素功效很多，可以预防动脉硬化、阿尔茨海默病、癌症，具有美肤、提高免疫力等效果，能清除全身各个角落的"锈"。

鲑鱼中还富含DHA、EPA、油酸，除了促进血液循环外，还能起到抗炎和软化血管的作用。这些作用可以稳定血压，有效预防高血压。

### ◆ 维生素D有助于钙的吸收

钙虽然有强化牙齿和骨骼的作用，但不易被吸收。鲑鱼中富含维生素D，维生素D有助于钙的吸收，被称为"骨骼维生素"。

---

**check!**

**糖质**

烟熏鲑鱼（15 g）
→ 0 g

寿司（1贯寿司饭20 g）
→ 7.5 g

**AGE**

鲑鱼（90 g，生的）
→ 502 KU

鲑鱼（90 g，炸10分钟）
→ 1348 KU

| 抗氧化 | 抗糖化 | 抗炎 | 防癌 | 防衰老 | 提高免疫力 |

# 虾青素的强抗氧化能力

□美肤
□促进血液循环

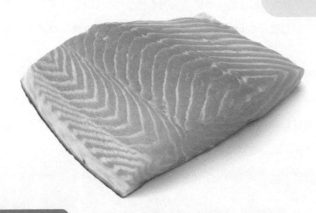

### 健康成分

□维生素D

□维生素B$_6$

□EPA

□DHA

□油酸

□虾青素

 骨头周围有血的鲑鱼不新鲜。

## 提升功效的诀窍

颜色太鲜艳的可能使用了着色剂，一定要再三确认。另外，去骨的鲑鱼为了定形，一般都添加了黏结剂，应避免食用。连皮一起吃是充分摄取DHA和EPA的诀窍。

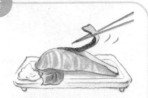

鲑鱼和蔬菜一样，表皮营养丰富。

**section 5**

# 8

鱼类、贝类

# 蛤蜊

贝类营养价值高，含有优质的蛋白质，独特的海岸风味是其魅力所在。特别是蛤蜊，其氨基酸得分为100，能提供优质的蛋白质。

贝类即便只经过简单的调味，也会呈现出极为丰富的口味，很适合在意盐分摄入的人食用。

蛤蜊中的铁可以改善贫血，维生素$B_{12}$能促进红细胞生成。

据说蛤蜊还有助于造血。

蛤蜊中富含钙，能强健骨骼和牙齿，预防骨质疏松。蛤蜊中还含有对骨质疏松症有预防效果的镁，镁还可以预防生活习惯病。

蛤蜊中含有DHA，还含有能降低胆固醇、促进胰岛素分泌的牛磺酸。

| 抗氧化 | 抗糖化 | 抗炎 | 防癌 | 防衰老 | 提高免疫力 |

## 牛磺酸促进胰岛素分泌、调节血糖水平

check!

**糖质**
蛤蜊（40 g，酒蒸）
➡0.8 g

**AGE**
蛤蜊（150 g，酒蒸）
➡1307 KU

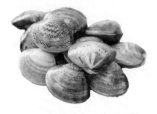

□缓解疲劳
□美肤
□预防贫血
□促进血液循环

**健康成分**

□维生素$B_{12}$
□钙
□镁
□铁
□DHA
□牛磺酸

👆 外壳乌黑有光泽、花纹清晰的比较新鲜。

**提升功效的诀窍**

用蛤蜊煮汤既能抑制AGE，又能充分摄取溶于水中的营养素。

162

# 牡蛎

牡蛎因其高营养价值而被称为"海洋牛奶",是氨基酸评分为100的优质氨基酸的宝库。牡蛎中也富含EPA和DHA。另外,牡蛎中的维生素B$_{12}$可以改善神经麻痹和疼痛。

牡蛎中还含有丰富的铁和铜等矿物质。牡蛎中的铁很容易被人体吸收,有助于预防贫血。

牡蛎中还富含锌,其含量在所有食品中都处于领先水平。锌除了能促进新陈代谢外,也有助于改善味觉障碍、抗氧化和提高免疫力。

牡蛎中的糖原不仅能让其味道浓郁,还能迅速转化为能量。此外,牡蛎还有提高肝功能的功效。

牡蛎中的牛磺酸能防止疲劳物质乳酸增加,有助于缓解疲劳、增强体力。

| 抗氧化 | 抗糖化 | 抗炎 | 防癌 | 防衰老 | 提高免疫力 |

check!

## 丰富的矿物质,尤其是锌,能让你充满能量

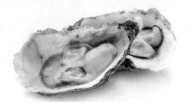

□缓解疲劳
□美肤
□预防贫血
□促进血液循环

糖质

牡蛎(120 g,生的)
➡5.6 g

炸牡蛎(96 g)
➡14.0 g

AGE

油渍牡蛎(300 g)
➡ 940 KU

健康成分

□维生素B$_{12}$
□钙
□镁
□铁 □锌 □铜
□EPA □DHA
□牛磺酸

☝ 带壳的要选重的,不带壳的要选身体饱满、黑边较深的。

## 提升功效的诀窍

和维生素C一同摄入有助于吸收牡蛎中的锌。推荐浇一些柠檬汁。

鱼类、贝类

# 海藻
## 有助于成功减糖

通过不吃主食这种非常简单的方法，我们可以达到减糖的目的。

但由于碳水化合物（主食）＝糖质＋膳食纤维，如果把碳水化合物全部去掉的话，不单是糖质，膳食纤维也会被去除。所以，我建议通过食用海藻类植物来补充和糖质一起被去除的膳食纤维。

### ◆ 抑制血糖升高

裙带菜、海蕴和羊栖菜中只含少量糖质。而且，因为膳食纤维有吸收水分膨胀的性质，所以可以在不提高血糖水平的情况下让人获得饱腹感。海藻类比较有嚼劲，食用时必须好好咀嚼。这也是提升饱腹感的诀窍。

在践行减糖饮食时，请大家尽量在每顿饭开始时吃一些膳食纤维。

早早填满肚子的话，食量自然能控制在七分饱（第138页）。由于消化膳食纤维需要时间，所以吸收饮食摄取的糖质的速度就会变慢，最终达到避免血糖值飙升的效果。

### ◆ 改善肠道环境，降低大肠癌风险

膳食纤维有通便的作用，除了改善肠内环境，降低患大肠癌的风险外，还能迅速将盐分和食品添加剂排出体外。肠道内环境改善后，免疫力也会提高，全身健康状态也会变好。

另外，海藻中含有促进盐分排泄的钾，可以抑制血压上升。裙带菜中含有钙和维生素K，同时摄取这两种物质对骨骼生长有帮助。

check!

**糖质**
裙带菜（10 g，生的）
➡0.2 g

醋拌海蕴（盐渍、去盐、40 g）
➡0.3 g

**AGE**
裙带菜（20 g，生的）
➡13 KU

# 海藻滑溜溜的真实原因是膳食纤维

□美肤
□促进血液循环
□改善便秘

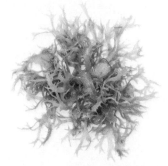

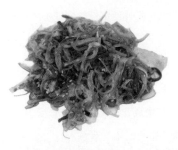

 超市的调味海蕴等甜口配菜中糖质较多,这一点要尤其注意。

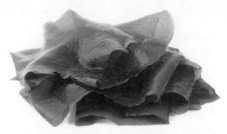

### 健康成分

| □钾 | □钙 |
|---|---|
| □镁 | □碘 |
| □维生素K | □膳食纤维 |

## 提升功效的诀窍

干海藻要用水彻底泡发后使用。干海藻除了能做沙拉外,还可以用醋和味噌拌,也可以加到汤里,使用范围很广,可以常备。调味海藻沙拉时,要确认调味料中是否含有糖质。

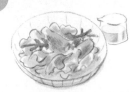

与日式沙拉酱相比,法式沙拉酱中糖质更少。

黄绿色蔬菜

# 西红柿

　　植物中含有的红色和黄色色素被称为类胡萝卜素。使西红柿呈红色的番茄红素就是类胡萝卜素之一。

　　番茄红素可以抑制活性氧产生，对预防主要由氧化引起的老化和癌症也有效果，抗氧化的同时还可以起到抗炎的作用。

　　番茄红素的抗氧化作用是 β – 胡萝卜素的 2 倍、维生素 E 的 100 倍。番茄红素还具有降低血糖水平、促进皮肤代谢、抑制低密度脂蛋白（坏蛋白）的功效。

　　为了充分吸收番茄红素，烹饪时要将西红柿切碎并加热。

　　西红柿中还含有能增强血管韧性的槲皮素、具有抗糖化作用的"α – 硫辛酸"和保持肌肤美丽的维生素 C。

| 抗氧化 | 抗糖化 | 抗炎 | 防癌 | 防衰老 | 提高免疫力 |

**check!**

**糖质**

西红柿（145 g，生的）
➡ 5.3 g

番茄汁（200 mL）
➡ 6.6 g

**AGE**

西红柿（100 g，生的）
➡ 23 KU

## 红色之本是
## 番茄红素的万能力量

□缓解疲劳
□美肤
□促进血液循环

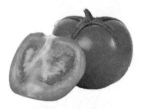

皮色均匀、蒂为墨绿色、紧实、沉甸甸的为佳。

**健康成分**

□胡萝卜素
□维生素 E
□维生素 C
□钾
□番茄红素
□α – 硫辛酸
□槲皮素

● **什么是 α – 硫辛酸?**

除了促进糖质代谢和稳定血糖水平外，它还具有缓解疲劳、延缓衰老和美容的作用。

胡萝卜的鲜橙色来自"β-胡萝卜素"。β-胡萝卜素在体内转化为维生素A，具有较高的抗氧化作用。

β-胡萝卜素能保护皮肤和黏膜、预防高血压和癌症、解决因年龄增长引起的体内氧化问题。

除了β-胡萝卜素的抗氧化作用外，"α-硫辛酸"还具有抗糖化作用。胡萝卜可谓抑制糖化、防止AGE蓄积的抗衰老食品。

胡萝卜中的钾有助于排出体内多余的盐分、预防高血压，膳食纤维有助于缓和血糖值上升、促进排泄、净化肠内环境，这些都有助于保持机体年轻。

胡萝卜有各种各样的健康效果，但和其他根菜类一样，它的缺点是糖质含量高。要注意不能多吃。

| 抗氧化 | 抗糖化 | 抗炎 | 防癌 | 防衰老 | 提高免疫力 |
|---|---|---|---|---|---|

## β-胡萝卜素的抗氧化作用能让你保持年轻

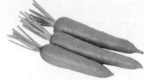

 选择鲜艳的、深色的，切口是茶色的不新鲜。

□缓解疲劳
□美肤
□促进血液循环
□改善便秘

**check!**

**糖质**
胡萝卜（48 g，生的）
➡3.2 g
胡萝卜汁（200 mL）
➡13.0 g

**AGE**
胡萝卜（100 g，生的）
➡10 KU

### 健康成分

□β-胡萝卜素
□维生素E
□钾
□α-硫辛酸
□膳食纤维

一般来说，糖质的含量按照叶菜→果菜→根菜的顺序递增。
叶菜类…菠菜、卷心菜、大蒜、西蓝花、葱等。
果菜类…西红柿、茄子、青椒等。
根菜类…胡萝卜、土豆、牛蒡等。

# 13

# 西蓝花

西蓝花含有丰富的维生素C，因此它也被称为"维生素C炸弹"。食用西蓝花能有效地摄取维生素C，使机体恢复年轻活力、缓解疲劳，有效预防癌症并达到抗氧化的效果。

西蓝花中还富含保持皮肤和黏膜健康、增强免疫力的 β–胡萝卜素，预防动脉硬化和强抗氧化的维生素E，合成DNA不可缺少的叶酸，预防骨质疏松的维生素K，抑制高血压的钾，以及膳食纤维等。

另外，西蓝花中还含有抗AGE效果极好的维生素$B_1$、维生素$B_6$。

不仅如此，西蓝花中的萝卜硫素具有较好的抗氧化、抗炎、解毒作用，还可以降低血糖值、防止AGE蓄积。生食西蓝花时，好好咀嚼可以增加萝卜硫素的摄取量。

check!

| 抗氧化 | 抗糖化 | 抗炎 | 防癌 | 防衰老 | 提高免疫力 |

## 西蓝花中
## 富含功效丰富的萝卜硫素

**糖质**

西蓝花（30 g，焯）
➡0.3 g

西蓝花拌芝麻（西蓝花60 g）
➡2.5 g

**AGE**

西蓝花（100 g，焯）
➡226 KU

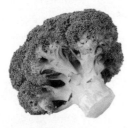

□缓解疲劳
□美肤
□促进血液循环

清爽水润的较好。

### 健康成分

□β–胡萝卜素

□维生素$B_1$

□维生素$B_6$

□维生素E

□维生素K

□叶酸

□维生素C

□钾

□膳食纤维

□萝卜硫素

### 提升功效的诀窍

维生素C和萝卜硫素是水溶性的，所以推荐做成汤和汤菜。茎部营养丰富，不可错过。

# 菠菜

菠菜不仅富含铁，还富含有助于吸收铁的维生素C和促进骨骼形成的维生素K，预防、改善贫血效果出众。

另外，菠菜在预防糖化、氧化方面也可圈可点。菠菜富含 α−硫辛酸，能抑制糖化，防止AGE蓄积，保护细胞不受氧化损伤，使身体不受疾病和老化影响。

菠菜中不仅含有预防白内障等老化引起的眼部疾病的天然色素——叶黄素，还含有抑制肠炎、预防大肠癌的成分。

菠菜中的草酸会导致结石，但水煮可以溶解草酸，不大量食用，不会得结石，可以放心食用。

菠菜中还富含叶酸、膳食纤维、β−胡萝卜素，是一种能进一步提高减糖饮食健康效果的蔬菜。

第5章 减糖、减AGE的推荐食材

| 抗氧化 | 抗糖化 | 抗炎 | 防癌 | 防衰老 | 提高免疫力 |

**check!**

**糖质**
凉拌菠菜（60 g）
➡0.6 g

菠菜沙拉（30 g）
➡0.9 g

菠菜和煎培根（60 g）
➡0.2 g

**AGE**
菠菜（100 g，生的）
➡82 KU

## 叶黄素
## 防止眼睛老化

□缓解疲劳
□美肤
□预防贫血
□促进血液循环
□改善便秘

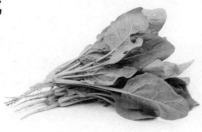

选择叶子水润、有光泽、有弹性的，根越红越甜。

**健康成分**

□β−胡萝卜素
□维生素K
□叶酸
□维生素C
□钾
□铁
□α−硫辛酸
□膳食纤维

## 提升功效的诀窍

植物在天气变冷时会提高养分浓度以防止细胞受冻。在应季的冬天，菠菜中维生素C的含量提高了3倍。

# 15

浅色蔬菜

# 卷心菜

卷心菜和西蓝花一样是十字花科蔬菜。十字花科蔬菜含有一种名为"异硫氰酸酯"的辣味成分。

异硫氰酸酯除了有促进食欲、血液循环的功效外，还能有效预防癌症。仔细咀嚼生卷心菜可以很好地吸收其中的异硫氰酸酯。

卷心菜中含有的卷心菜素（维生素U）能修复肠胃黏膜，预防和治疗溃疡。说到炸猪排等油炸食品，第一时间想到的就是卷心菜丝吧。这种组合之所以成为经典，大概是因为人们能够切身感受到卷心菜保护肠胃不受油腻食物影响的效果吧。

卷心菜中含有丰富的抗氧化物质——维生素C。此外，卷心菜中还含有维生素K，可以预防因糖化而风险上升的骨质疏松症，促进钙的吸收和骨骼的形成。

| 抗氧化 | 抗糖化 | 抗炎 | 防癌 | 防衰老 | 提高免疫力 |

**异硫氰酸酯可以预防癌症**

□缓解疲劳
□美肤
□促进血液循环

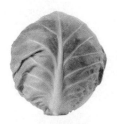

叶间无缝隙、紧紧缠绕的比较好。切好的卷心菜要挑茎没长到上面的。

**check!**

**糖质**
卷心菜（30 g，切丝）
➡1.1 g
卷心菜味噌汤（30 g）
➡4.1 g

**AGE**
卷心菜（100 g，生的）
➡47 KU

**健康成分**
□维生素K
□维生素C
□钾
□钙
□异硫氰酸酯
□卷心菜素

**提升功效的诀窍**

为避免维生素C流出，切开后不能泡水或清洗。加热时间要短一些。

# 洋葱和葱

当切葱和洋葱时，你的眼睛会刺痛，那是因为其中的辣味成分——硫化丙烯挥发了出来。除了形成葱和洋葱特有的气味外，硫化丙烯还具有抗氧化、解毒、预防癌症、促进血液循环、降低胆固醇、改善寒症等多种功效。

硫化丙烯种类多样，其中有一种叫大蒜素。葱和洋葱中也含有大蒜素。

大蒜素是一种不稳定物质，但当它和维生素 $B_1$ 结合时，它就变成了一种叫作蒜氨酸的稳定物质。

维生素 $B_1$ 是糖质代谢必需的物质，但因为它是水溶性的，所以不能储存于体内。不过，与维生素 $B_1$ 作用类似的蒜氨酸可以长时间存在于体内。另外，由于它能被迅速吸收，所以缓解疲劳的效果极佳。

| 抗氧化 | 抗糖化 | 抗炎 | 防癌 | 防衰老 | 提高免疫力 |

## 辣味成分硫化丙烯具有抗氧化作用

选择表皮干燥且有光泽的洋葱。

□缓解疲劳
□美肤
□促进血液循环
□使身体发热

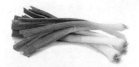

白色部分空空软软的不新鲜。

### 提升功效的诀窍

葱的绿色部分富含 β–胡萝卜素和维生素C。

※ β–胡萝卜素可在体内转化为维生素A，具有修复皮肤和黏膜、抗氧化、提高免疫力的作用。

**check!**

**糖质**
洋葱（100 g，生的）
➡7.1 g

洋葱金枪鱼沙拉（洋葱 60 g）
➡5.0 g

大葱（100 g，生的）
➡6.0 g

**AGE**
洋葱（100 g，生的）
➡ 36 KU

**健康成分**

●洋葱
□维生素B₆
□维生素C
□钾
□硫化丙烯

●葱
□β–胡萝卜素
□维生素C
□叶酸　□钾
□钙
□膳食纤维
□硫化丙烯

调味蔬菜

# 生姜
## 防止糖化和氧化，提高免疫力

无论国内外，生姜自古便作为药物被使用，目前七成以上的医用中药都使用了生姜。

随着对生姜成分研究的不断深入，我们已经弄清楚了生姜具备的多种成效。

### ◆ 生吃和加热后食用的不同功效

生姜独特的刺激来自辣味成分"姜辣素"和"姜烯酚"。

姜辣素是生的生姜中含有的成分，生姜加热后，这种姜辣素便会发生变化，变成姜烯酚，而姜烯酚可以抑制糖化，防止AGE蓄积。

姜烯酚的抗糖化作用非常强大，在食品中处于最高水平。

不仅仅姜烯酚有保健作用，加热前的姜辣素也有抑制氧化、提高免疫力、促进血液循环流通的效果。

想要延缓老化，可以选择加热后的生姜。想要缓解疲劳、增强体力，可以选择生的生姜。

### ◆ 维持健康不可或缺的食物

生姜中含有的其他成分还可以使身体发热、提高免疫力、促进脂肪和糖质燃烧、镇静运动后的肌肉酸痛等炎症，改善胃肠功能、杀菌，简直是"药效之王"。

尽管如此，市场上售卖的姜汤却含有很多糖质，要多加注意。

姜汤可以自制，想要甜味的话可以加入适量蜂蜜。

check!

**糖质**
生姜（15 g，生的）
➡0.7 g

糖醋姜片（10 g）
➡1.1 g

**AGE**
生姜（10 g，生的）
➡49 KU

| 抗氧化 | 抗糖化 | 抗炎 | 防癌 | 防衰老 | 提高免疫力 |
|---|---|---|---|---|---|

# 姜烯酚
# 抑制糖化、预防衰老

☐ 缓解疲劳
☐ 促进血液循环
☐ 使身体发热

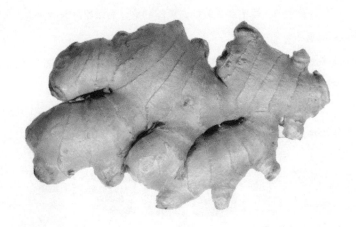

**健康成分**

☐ 锰
☐ 姜烯酚
☐ 姜辣素

 选择有弹性、颜色均匀、切口鲜嫩的，形状可以是不规则的。

**提升功效的诀窍**

要发挥抗糖化作用，切忌高温烹调。在100摄氏度以下烹调，如姜红茶、姜汤或加入汤中。生姜很受欢迎，有各种各样的加工品，但添加物和糖质多的加工品没有保健效果，应尽量避免食用。

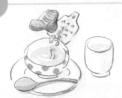

皮下营养成分丰富，连皮一起磨碎比较好。

# 18

调味蔬菜

# 大蒜

说起大蒜，总给人一种能增强体力、滋补身体的强烈印象，其实它还富含减糖、减AGE的成分。

大蒜切开的时候会散发出一种强烈的气味，这是一种叫作**大蒜素**的硫化丙烯（第171页）。大蒜素与大蒜中含有的维生素 $B_1$ 结合，可以促进糖质代谢，还能抗糖化、抑制AGE蓄积。

大蒜还能激活胰脏的功能，有助于控制血糖值。用富含维生素 $B_1$ 的猪肉和大蒜一起做菜可以增强其功效。

大蒜素还有抗氧化、扩张血管、促进血液循环的功效。要达到以上功效，我们需要把大蒜切碎了再使用。因为大蒜素是在细胞被破坏了的时候产生的。

| 抗氧化 | 抗糖化 | 抗炎 | 防癌 | 防衰老 | 提高免疫力 |
|---|---|---|---|---|---|

## 气味成分大蒜素能防止糖化

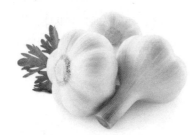

☐缓解疲劳
☐美肤
☐促进血液循环
☐使身体发热

最好是皮有弹性、饱满且有分量的。出芽的大蒜NG（营养都被芽吸收了）。

**check!**

**糖质**

大蒜（5g，生的）
➡1.1g

烤大蒜（14g）
➡3.0g

**AGE**

烤大蒜>大蒜（生）

**健康成分**

☐维生素 $B_1$
☐维生素 $B_6$
☐维生素C
☐硫化丙烯

### 提升功效的诀窍

低温加热后，大蒜素会变成阿藿烯，产生抗癌作用。大蒜刺激性强，肠胃弱的人应避免生食，控制食用量。

# 牛油果

牛油果营养丰富，被称为"森林牛奶"。

牛油果之所以味道浓厚，是因为其丰富的脂肪成分。

牛油果的脂肪成分是油酸和亚油酸，具有促进血液循环、预防动脉硬化、降低胆固醇等中老年人喜爱的保健功效。

牛油果中还富含能强化免疫系统、恢复青春活力的维生素E，维持骨骼健康的维生素K，促进盐分排泄、预防高血压的钾，抗AGE效果好的维生素$B_6$，等等。

另外，其富含的膳食纤维还能清理肠胃，改善肠道内环境，不仅能降低患大肠癌的风险，还能提高免疫力。

第 5 章　减糖、减 AGE 的推荐食材

| 抗氧化 | 抗糖化 | 抗炎 | 防癌 | 防衰老 | 提高免疫力 |
|---|---|---|---|---|---|

**check!**

**糖质**
牛油果（20 g，生的）
➡ 0.1 g

**AGE**
牛油果（30 g）
➡ 473 KU

## 优质脂肪
## 促进血液循环

- ☐美肤
- ☐促进血液循环
- ☐改善便秘

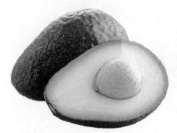

绿皮的还不成熟。黑皮的正适合食用。

**健康成分**

- ☐维生素$B_6$
- ☐维生素E
- ☐维生素K
- ☐维生素C
- ☐钾
- ☐油酸
- ☐亚油酸
- ☐膳食纤维

### 提升功效的诀窍

在牛油果的切口上洒上柠檬汁，置于密封的容器中冷藏可保鲜一天，但最好尽快食用。

水果

# 猕猴桃

猕猴桃中的维生素E和维生素C除了有延缓衰老的功效外,还有缓解疲劳的作用。它能够帮助我们保持不易疲劳的年轻体魄。

猕猴桃中还含有抗AGE效果好的维生素 $B_6$ 和预防高血压效果好的钾。

因为猕猴桃中含有能迅速分解摄入蛋白质的酶,所以在食用了大量肉类后,用猕猴桃做甜点,可以防止胃胀。

一旦实行减糖饮食,我们会很在意水果中的果糖吧。

猕猴桃确实会提高血糖值,但猕猴桃中的膳食纤维抑制了糖质的吸收,因此血糖值的上升是缓慢的。

尽管如此,和其他推荐的食材相比,猕猴桃的糖质含量较多,应避免多食。

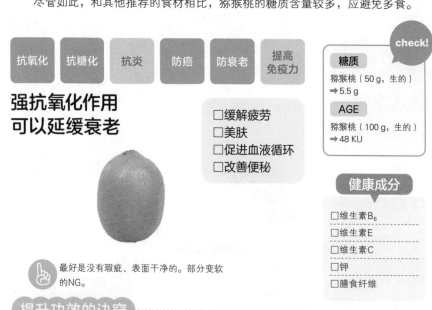

抗氧化　抗糖化　抗炎　防癌　防衰老　提高免疫力

## 强抗氧化作用
## 可以延缓衰老

□缓解疲劳
□美肤
□促进血液循环
□改善便秘

check!

**糖质**
猕猴桃(50 g,生的)
➡5.5 g

**AGE**
猕猴桃(100 g,生的)
➡48 KU

健康成分

□维生素 $B_6$
□维生素E
□维生素C
□钾
□膳食纤维

最好是没有瑕疵、表面干净的。部分变软的NG。

提升功效的诀窍

食用完肉类后再吃猕猴桃的话,分解蛋白质的酶——猕猴桃碱可以使消化变得顺畅,从而减轻肠胃负担。

# 21

# 蓝莓

蓝莓在水果中糖质含量相对较少，即使在减糖时也可以轻松食用。

蓝莓中含有叫作花青素的多酚，有减少AGE的作用。

多酚指的是植物的色素和苦味成分。多酚有很高的抗氧化能力，而花青素在延缓皮肤老化方面效果出众。

将蓝莓提取液涂在皮肤上，我们发现，蓝莓具有改善AGE蓄积形成的皱纹、松弛、暗沉，恢复往昔皮肤状态的作用。

令人惊讶的是，我们通过把提取液直接涂在皮肤上后获得的数据发现，蓝莓恢复皮肤活力的效果能与AGE抑制剂匹敌。"AGE Makita Care"的化妆品中也含有这种成分。

| 抗氧化 | 抗糖化 | 抗炎 | 防癌 | 防衰老 | 提高免疫力 |
|---|---|---|---|---|---|

**check!**

**糖质**

蓝莓（50 g，生的）
➡ 4.8 g

蓝莓酱（17 g）
➡ 6.7 g

**AGE**

蓝莓（100 g，生的）
➡ 52 KU

## 一扫 AGE 的负面影响，肌肤焕发青春活力

□缓解疲劳
□美肤
□促进血液循环

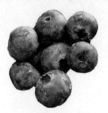

根部红色的还有酸味残留。整体浓黑正合适食用。

**健康成分**

□维生素E
□维生素C
□锰
□膳食纤维
□花青素

## 提升功效的诀窍

为避免干燥，保存时应置于密闭的容器中并放入冰箱。收获后立即冷冻的话，花青素会增多。

# 22

其他

# 菌类

## 预防所有癌症

菌类富含防止糖化和AGE的维生素 $B_1$、维生素 $B_2$、维生素 $B_6$，能迅速消除疲劳，提高免疫力。菌类中含有的 β－葡聚糖能激活巨噬细胞，提高人体对细菌和病毒的抵抗力，预防癌症和生活习惯病。

菌类富含的维生素 D 特别值得一提。

维生素 D 有以下功效：

□促进钙的吸收，预防骨质疏松症。

□提高免疫力。

□预防癌症。

□调整基因功能。

◆ 预防癌症的效果

国立癌症研究中心研究结果表明，菌类能将癌症的患病率降低20 %。

该研究结果还表明，血液中维生素 D 水平高的人中，肝癌、乳腺癌、卵巢癌等大多数癌症的发病率都较低。

维生素 D 可通过日光浴在体内制造，也可以通过食物摄取。每100 g中，维生素 D 含量排在首位的是鳛鲛鱼鱼肝（110 μg），其次是干银鱼（61 μg），但鳛鲛鱼鱼肝并不容易买到，干银鱼盐分又太高。

然而，每100 g干木耳中含有85.4 μg维生素 D，干香菇中含有12.7 μg维生素 D。

价格实惠且随时可用。而且菌类还含有维生素 D 以外的其他有效成分，实在是非常难得的存在。

check!

**糖质**

香菇（30 g，生的）
➡0.4 g

煎蘑菇（口蘑80 g）
➡1.2 g

**AGE**

香菇（100 g，生的）
➡133 KU

| 抗氧化 | 抗糖化 | 抗炎 | 防癌 | 防衰老 | 提高免疫力 |

# 丰富的膳食纤维排出毒素

□缓解疲劳
□美肤
□促进血液循环
□改善便秘

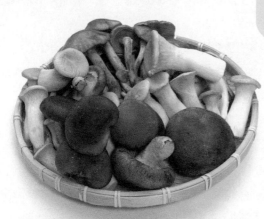

可以冷冻保存。冷冻后加热烹调，酶的作用能增加鲜味。

## 健康成分

□维生素D　　□维生素B$_1$
□维生素B$_2$　　□维生素B$_6$
□膳食纤维

## 提升功效的诀窍

用水清洗会破坏菌类，导致营养素流失。日产食用菌类是在高温杀菌的菌床上栽培的，不用担心污垢。用搅拌机粉碎成细粒后制作浓汤，可以充分品尝菌类的味道，强烈推荐。

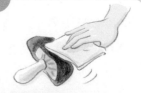

用厨房用纸擦拭污垢。

# 23 其他

# 大豆（豆腐/豆粉/纳豆）
## 优质蛋白质可以延缓衰老

大豆被称为"地里的肉"，其富含的蛋白质吸收率高，是人体几乎可以100 %利用的优质蛋白质，氨基酸评分也为100。

大豆中包含的异黄酮成分具有很强的抗氧化作用，可以防止细胞老化。

异黄酮的作用类似于雌性激素，可以降低绝经后骨质疏松的风险。不仅如此，它还能起到防止脂肪堆积的作用，是减肥的可靠伴侣。

大豆中还富含被称为"恢复青春活力的维生素"——维生素E。

◆ 镇静百病之源——炎症

TNF-α是一种攻击癌化细胞的物质。当它过量产生时，会攻击正常细胞并引发炎症，而异黄酮被证实能控制TNF-α的产生，抑制炎症。

◆ 晚餐食用纳豆能预防血栓

经过发酵后的纳豆保健效果更佳，建议大家每天食用。

纳豆的黏稠成分——纳豆激酶具有预防血栓、促进血液循环的功效。

纳豆激酶的效果在饭后将持续10～12小时，为了保证其功效在容易形成血栓的深夜到早晨这段时间内生效，最好在晚饭时吃纳豆。

豆粉和豆浆也强烈推荐，但要注意是否添加了砂糖和添加剂等多余的成分。

豆制品——豆腐最适合代替主食。在减糖饮食中，豆腐不仅有减肥效果，还有保健效果。

check!

**糖质**
豆腐（嫩豆腐150 g）
➡2.5 g
油炸豆腐（老豆腐150 g）
➡9.2 g

**AGE**
豆腐（90 g，生的）
➡709 KU
豆腐（90 g，煎的）
➡3477 KU

| 抗氧化 | 抗糖化 | 抗炎 | 防癌 | 防衰老 | 提高免疫力 |
|---|---|---|---|---|---|

# 纳豆激酶
# 促进血液循环、预防血栓

□缓解疲劳
□美肤
□促进血液循环

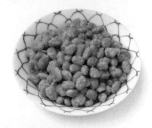

## 健康成分

□维生素E
□维生素B$_1$
□叶酸
□钾
□钙
□铁
□镁
□膳食纤维
□异黄酮

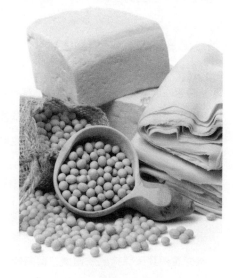

 留心损害大豆健康效果的添加剂。

## 提升功效的诀窍

由于蛋清的抗生物素蛋白会干扰纳豆中具有较好美容效果的生物素的作用，因此在将生鸡蛋与纳豆混合时，只能加入蛋黄。纳豆激酶在50摄氏度时会失去活力，在70摄氏度时变得不能活动，因此烹调要在低温下进行。

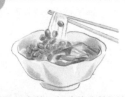

纳豆和泡菜一起吃能改善肠道内环境。

第5章 减糖、减AGE的推荐食材

181

其他

# 特级初榨橄榄油
## 有助于控制血糖水平

橄榄油有控制血糖的作用。

橄榄油还可以抑制糖质吸收，防止血糖值尖峰（第28页）。

◆ **摄取糖质时可加入适量橄榄油**

践行减糖饮食时要尽量避免吃面包和意大利面。

实在想吃的话，可以在面包和意大利面中加入橄榄油。

橄榄油可以抑制糖质吸收、防止血糖值波动对血管造成损伤。

橄榄油中含有丰富的油酸，能降低低密度脂蛋白（坏蛋白），促进血液循环。

◆ **橄榄油能使机体焕发青春**

橄榄油能抑制氧化和AGE，对延缓衰老极有帮助。

橄榄油中含有羟基酪醇，可以防止大脑机能下降。

橄榄油还具有保持肌肤健康、抑制活性氧增加、抑制AGE 的效果，建议中老年人积极摄取。

橄榄油确实可以让人保持身体活力，但也仅限于新鲜的特级初榨橄榄油。

过于廉价或储存时间过久的橄榄油不具备以上效果。

check!

**糖质**
橄榄油（4 g，1小匙）
➡ 0 g

**AGE**
特级初榨橄榄油（5 mL）
➡ 502 KU

| 抗氧化 | 抗糖化 | 抗炎 | 防癌 | 防衰老 | 提高免疫力 |
|---|---|---|---|---|---|

# 油酸
# 保护血管和血液

□缓解疲劳
□美肤
□促进血液循环

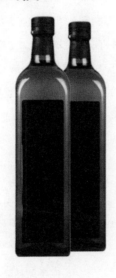

 因为被光照射会变质，所以最好选择遮光瓶包装。

## 健康成分

□维生素E

----------------------------------

□油酸

----------------------------------

□羟基酪醇

## 提升功效的诀窍

尽量不加热食用。可以直接舀一勺饮用，也可以作为调味料添加到菜肴中。与优质醋、盐、胡椒混合，可以快速制作沙拉酱。

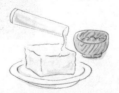

与味噌汤和凉拌豆腐也很搭。

# 25

其他

# 醋

谷物——大米和小麦等，水果——苹果和葡萄等发酵、熟化后，可以制成醋。

醋的酸味是由乙酸、柠檬酸等引起的，这些成分可以激活代谢。

醋除了能有效地将食物转化为能量、增强机体活力外，还能迅速分解疲劳物质——乳酸。疲劳时之所以想吃酸的东西，就是因为这个作用。

醋不仅能降低血糖，还能降低食物中的AGE（第122页）。在减糖的食物中加入醋能同时降低AGE的含量，十分推荐各位在每天的饮食中加入一些醋。

天然酿造醋具有减肥和调理肠道环境的功效，但此类功效仅限于天然酿造醋。人工合成醋和橙醋类没有健康效果。

| 抗氧化 | 抗糖化 | 抗炎 | 防癌 | 防衰老 | 提高免疫力 |
|---|---|---|---|---|---|

**check!**

**糖质**
谷物醋（5 g，1小匙）
➡0.1 g

苹果醋（5 g，1小匙）
➡0.1 g

**AGE**
巴萨米克醋（15 g）
➡5 KU

白葡萄酒醋（15 g）
➡6 KU

## 减少食物中的 AGE，延缓衰老

☐缓解疲劳
☐美肤

以葡萄为原料的葡萄酒醋和巴萨米克醋富含多酚。

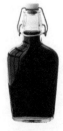

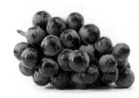

**健康成分**

☐乙酸
☐柠檬酸
☐氨基酸

### 提升功效的诀窍

除了调味外，果醋等也可以兑碳酸水喝。

加入醋后，即使只含有少量的盐，味蕾也会清楚地感受到，所以也可以用于减盐。

# 红茶、绿茶、咖啡

一旦开始减糖、减AGE，你就得断掉以前随意饮用的瓶装饮料、罐装咖啡等。这可能会让人觉得嘴里淡得难受，但也可以说是开启了享受对身体有益的优质食物的味道的新生活。希望大家能好好享受富含多酚（第177页）的红茶、绿茶和咖啡。

红茶中的茶多酚能防止糖化，绿茶中的儿茶素能抑制9成以上AGE的产生，且具有抗癌作用。

咖啡中的绿原酸有很高的抗氧化作用，研究结果表明，经常喝咖啡的人死亡率和糖尿病发病率都很低。

摄入过多的咖啡因会引起失眠和心律不齐等问题，为了避免过量摄入，请以一天4~5杯为标准。

| 抗氧化 | 抗糖化 | 抗炎 | 防癌 | 防衰老 | 提高免疫力 |
| --- | --- | --- | --- | --- | --- |

## 多酚
## 能阻止糖化和氧化

□缓解疲劳
□促进血液循环
□使身体发热

比起冲泡茶叶，直接饮用粉末更能增加儿茶素的摄入量。

罐装咖啡即使是黑咖啡也含有添加剂，NG。

也可以喝点花草茶。

### 提升功效的诀窍

放太久会产生涩味和苦味，尽量喝刚泡好的。

**check!**

**糖质**
红茶（150 mL）
➡0.2 g
绿茶（150 mL）
➡0.3 g
咖啡（150 mL）
➡1.1 g

**AGE**
红茶（250 mL）
➡5 KU
速溶咖啡（250 mL）
➡12 KU

### 健康成分

●红茶
□茶多酚

●绿茶
□儿茶素

●咖啡
□绿原酸

其他

# 红葡萄酒、白葡萄酒

　　酒精有降低血糖值的效果，但啤酒和日本酒等糖质含量高，不具备这种效果。

　　说到糖质含量低、保健效果好的酒，非葡萄酒莫属。红葡萄酒、白葡萄酒各有各的优点。

　　红酒中的多酚（第177页），抗氧化作用很强，可以预防动脉硬化和癌症。红葡萄酒中的多酚来源于葡萄的果皮和种子。

　　与红葡萄酒不同，白葡萄酒的多酚含量虽然不及红葡萄酒，但具有快速消化和吸收、迅速发挥抗氧化作用的优点。

　　另外，白葡萄酒中的矿物质成分有减肥的效果。

| 抗氧化 | 抗糖化 | 抗炎 | 防癌 | 防衰老 | 提高免疫力 |

## 降低血糖值、抗氧化作用强

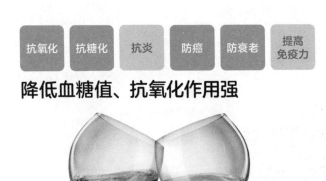

check!

**糖质**
红葡萄酒（100 mL）
➡1.5 g
白葡萄酒（100 mL）
➡2.0 g

**AGE**
葡萄酒（250 mL）
➡28 KU

**健康成分**

□多酚

□预防贫血
□促进血液循环
□使身体发热

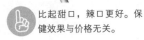 比起甜口，辣口更好。保健效果与价格无关。

**提升功效的诀窍**

初夏、初秋时避免常温保存。冰箱冷藏的话，可以放入温度稍高的蔬菜室。

# 坚果、巧克力

坚果和巧克力都给人一种吃了会长胖的印象，但从减糖的角度来看，它们反而是值得推荐的零食。

坚果类中的油酸和亚油酸等脂质能减少低密度脂蛋白（坏蛋白），预防血栓。

坚果富含维生素、矿物质、膳食纤维等，可以说是天然的综合保健品。坚果有嚼劲、易饱腹，非常适合做零食。

巧克力建议选择可可含量在 70 % 以上，最好是 90 % 以上的，这样的巧克力糖质含量较低。

说到巧克力，就会想到其丰富的可可多酚。它与巧克力中的膳食纤维和矿物质一同产生抗氧化和抗炎的功效，还能预防动脉硬化和癌症。

| 抗氧化 | 抗糖化 | 抗炎 | 防癌 | 防衰老 | 提高免疫力 |

## 坚果选择添加剂和盐分少的，巧克力选择可可含量高的

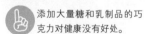

添加大量糖和乳制品的巧克力对健康没有好处。

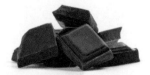

确认产地和添加物后，选择安心、安全的食品。油炸坚果有很多AGE，尽量不要购买。

☐缓解疲劳
☐促进血液循环
☐使身体发热

check!

**糖质**

澳洲坚果（调味，10 g）
➡0.6 g

腰果（调味，10 g）
➡2.0 g

块状巧克力（牛奶10 g）
➡5.1 g

**AGE**

杏仁（烤，30 g）
➡1955 KU

腰果（烤，30 g）
➡2942 KU

### 健康成分

●坚果
☐钾
☐钙
☐镁
☐油酸
☐亚油酸
☐膳食纤维
●巧克力
☐可可多酚
☐膳食纤维

### 提升功效的诀窍

边做别的事边吃零食无法获得饱腹感，停下手头的事后再吃零食吧。

# 接受健康检查的方法

想要通过体检尽早发现疾病，只做基本检查是不够的。我们总结了肺部X光片检查、腹部B超检查、粪便隐血检查、钡餐透视检查的注意事项。

> ✕ **肺部X光片检查**
>
> ○ 如追求准确度可以改为CT检查

肺癌在男性癌症部位死亡原因中居首位，在女性中居第二位。光看这个数据，你可能会感到焦虑，但如果发现得早，完全有可能通过手术根治。

然而死于肺癌的人之所以这么多，或许是因为过度相信X光检查吧。遗憾的是，在X光片上，只有大到20毫米左右的癌变才有可能被发现。这样一来，治疗就变得无比困难。另外，CT检查的话能发现极小的癌变部位。这样的话，患者不仅能得救，还不需要打开胸腔，通过胸腔镜手术就能治好。

除了香烟，石棉、砷、遗传等因素也会增加患癌症的风险，不是吸烟者也有可能患。为了尽早发现，建议大家接受CT检查。

> ✕ **腹部B超检查**
>
> ○ CT检查能发现难以发现的胰腺癌

胰腺癌不仅不易发现，而且恶性度高，发现时往往为时已晚。通过超声波检查，很难知道胃后方的胰脏的情况。但如果是使用造影剂的CT检查，就能清楚地提前发现癌症。

造影剂通过肾脏处理后排泄，会给肾脏增加负担。磁共振胰胆管造影（MRCP）检查不需要造影剂就能精确检查胰脏，有肾脏病史或正在治疗中的患者可以咨询主治医师。

> ✕ **粪便隐血检查**
>
> ○ 大肠内镜检查可以同时实现检查和切除

粪便隐血检查的目的是确认大肠等是否有溃疡、息肉、癌症等，但即使有癌症，粪便也不一定会混有血液。和X光片一样，粪便隐血检查有问题时，癌变的可能性相当大。

选择大肠内镜检查的话，可以在内镜下当场切除。大肠内镜检查具有发现即治愈的优点，建议尝试选择。

> **× 钡餐透视检查**
> ○ 胃镜检查可以在无辐射风险的情况下进行详细检查

钡餐透视检查不但有被辐射的风险，还不能提前发现癌症。基础套餐中的钡餐透视检查起不了太大作用，建议加上胃镜检查。胃镜检查还有助于提前发现食道癌。

> 不同性别和年龄一定要加上的检查

## ●男性可以加上肿瘤标志物PSA

男性超过50岁后可以选择加入可发现前列腺癌的"PSA"。

PSA指的是前列腺癌肿瘤标志物。肿瘤标志物用于调查癌症进展程度，原本并不是为了提早发现癌变的，但早期前列腺癌可通过PSA被发现。

我也推荐给我的患者做PSA。每年大约有10人通过PSA发现早期前列腺癌。早期阶段发现的话，不需要手术，通过放射治疗就能治愈。

## ●女性可以加上乳腺磁共振成像检查

年轻人患乳腺癌的情况很少，在35岁后开始增加。患者多是45岁到65岁的中老年女性。

符合这个年龄段的女性请一定要接受乳腺磁共振成像检查。它的好处是不会像照乳腺X光片那样疼痛，病变的发现率高。

## ●超过50岁要加上磁共振成像，检查脑血管

目前虽然因脑卒中死亡的人数减少了，但实际上苦于脑卒中后遗症的人却数不胜数。

到了50岁后，建议用磁共振检查脑血管状况。防微杜渐，才不会酿成大祸。

# 图书在版编目（CIP）数据

减糖真相 /（日）牧田善二著；虞雪健译 . —北京 : 科学技术文献出版社，2023.4

ISBN 978-7-5235-0105-4

Ⅰ . ①减… Ⅱ . ①牧… ②虞… Ⅲ . ①减肥—基本知识 Ⅳ . ① R161

中国国家版本馆 CIP 数据核字（2023）第 049280 号

著作权合同登记号　图字：01-2022-7081
KETTEI BAN TOSHITSU OFF NO KYOKASHO
Copyright © 2021 Zenji Makita
Chinese translation rights in simplified characters arranged with SHINSEI Publishing Co..
Ltd. through Japan UNI Agency, Inc., Tokyo

## 减糖真相

责任编辑：王黛君　宋嘉婧　特约策划：魏　凡　杨　洁　特约编辑：刘　倩
责任校对：张吲哚　　责任出版：张志平

出　版　者　科学技术文献出版社
地　　　址　北京市复兴路 15 号　邮编 100038
编　务　部　（010）58882938，58882087（传真）
发　行　部　（010）58882868，58882870（传真）
邮　购　部　（010）58882873
销　售　部　（010）82069336
官方网址　www.stdp.com.cn
发　行　者　科学技术文献出版社发行　全国各地新华书店经销
印　刷　者　三河市嘉科万达彩色印刷有限公司
版　　　次　2023 年 4 月第 1 版　2023 年 4 月第 1 次印刷
开　　　本　880×1280　1/32
字　　　数　150 千
印　　　张　6
书　　　号　ISBN 978-7-5235-0105-4
定　　　价　58.00 元